大病不缠身
先护心脑肺

李春深 赵志永◎编著

U0232668

山西出版传媒集团
山西科学技术出版社

序 言

众所周知，心、脑、肺是人体最重要的三大器官。其中任何一个器官出现问题，都可能引发多种疾病。因此，我们应养护好心、脑、肺，只有心、脑、肺功能强大了，健康长寿的梦想才有可能实现。

如何养护心、脑、肺呢？要达成这一愿望离不开系统、科学的理论和方法。鉴于此，本书从养心、健脑、润肺三大方面入手，以衣、食、住、行等为关键点，介绍了养护心、脑、肺的新知识和新方法。其内容科学实用，通俗易懂，方法简单实用，行之有效，可谓是一本专门为普通大众定制的健康养生的枕边书。

由于编者水平有限，书中疏漏之处在所难免，希望各位读者和业内同仁不吝批评、指正，以期在再版的修订中进一步完善。

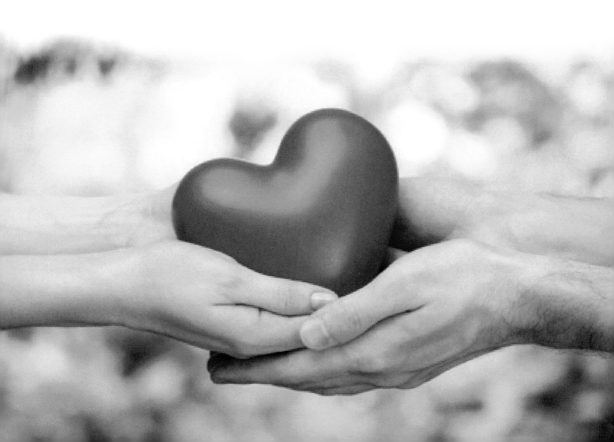

C 目录
CONTENTS

养心篇

润肺篇

养心篇

心脏是人体唯一得不到休息的器官，它夜以继日地工作着。它通过血管的连接与血液的循环，每时每刻给人体供应所需的养料，维持人的生命。在医生看来，心跳是最基本的生命指征之一，心跳停止了，谁都知道意味着什么。

随着人们生活水平的提高，心脏病患者数量正在逐年上升。在全世界范围内，心血管疾病已经成为威胁人类健康的第一杀手。

据统计，全球每年因心脏病和中风死亡的人数达 1750 万人，其中 80% 来自低收入国家和地区。中国的心脏病高发已成趋势，每隔 15 秒就有一个中国人被心脏病夺走生命。心血管疾病虽然死亡率高，但正像所有疾病都需要防患于未然一样，积极的预防就可让你远离疾病。

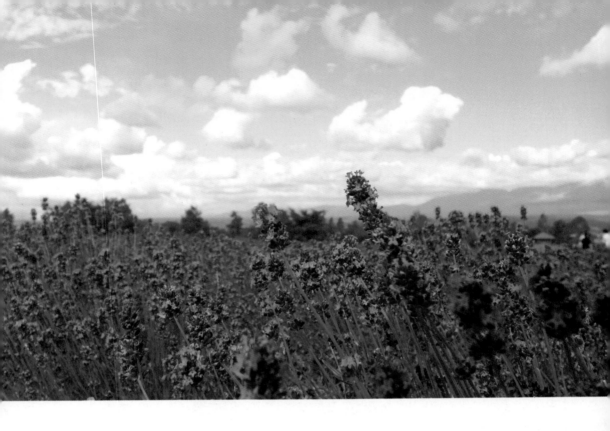

第一章
重视心脏健康
越早越好

　　心脏是人体最重要的器官之一。它的功能是推动血液流动,向组织、器官提供充足的血流量,以供应氧和各种营养物质,并带走代谢的最终产物(如二氧化碳等),使细胞维持正常的代谢和功能。

　　中医理论认为,心脏为身体之"君主",统领体内其他器官。心脏除了有推动血液运行的功能外,还主神志,即具有主宰人体生命活动、协调脏腑功能的作用。

　　由此可知,不管是西医理论还是中医理论,都将心脏放在人体器官的重要位置。所以,要想健康长寿,养护心脏很重要。

💚 1. 留意心脏衰老的迹象

人们常常通过一个人的外表判断其实际年龄的大小，其实，人的心脏年龄和实际年龄也可能"步调不一致"。如果预防得当，心脏完全可以比实际年龄年轻许多。反之，心脏则会过早衰老。

心脏承担着给身体输送新鲜血液的工作。心脏一旦衰老，我们的身体也会呈现老态。事实上，在日常生活中，我们只要留心观察自己的身体，就能知道心脏是否早衰。在通常情况下，心脏早衰主要表现为以下几种症状。

（1）剧烈运动时，如连续上3层楼，就能明显感到心跳加快，并且出现呼吸急促、心慌、胸闷、胸痛等症状。

（2）人变得困乏，耐力也下降了。如做和以前一样的家务劳动更容易累，或者平时可以打篮球45分钟，现在只能坚持一半的时间。

（3）睡觉时，用原来的枕头会感到呼吸困难，必须换成较高的枕头甚至半卧着才觉得呼吸顺畅。

（4）饱餐、受凉、吸烟时会感到胸部憋闷、疼痛；看紧张的电视节目时会心慌、胸闷，需要10多分钟才能平静下来。

如果你的身体出现以上变化，最好及时到医院做身体检查，以便及早发现问题，早做治疗。

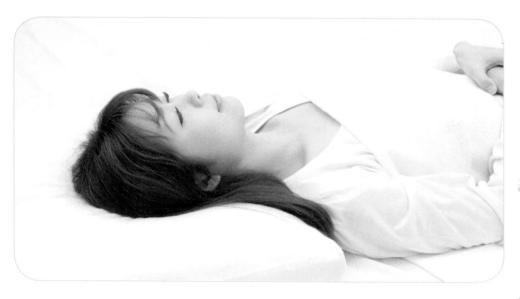

大病不缠身，先护心脑肺 ◎ 养心篇

2. 心脏病的先兆，需要时时关注

心脏病是人类健康的大敌，全世界约 1/3 的人口死亡是因心脏病引起的。在我国，每年有许多人死于心脏病。目前，常见的心脏病有冠心病、风湿性心脏病、心肌炎、原发性心脏病、心绞痛、心肌梗死等。

俗话说：无病早防，防患于未然；有病早治，亡羊补牢未为晚。那么如何在早期发现心脏病呢？其实，心脏病发病也有早期先兆，如果能及时掌握这些先兆，就能及早地进行预防或治疗。

在日常生活中，有的人身体常常会出现以下一些症状，这些症状很可能就是心脏出现病变的先兆。

（1）劳累或紧张时突然出现胸骨后或左胸部疼痛，或放射到肩、手臂或颈部，并伴有出汗的现象。

（2）体力活动时有心慌、气短、疲劳或呼吸困难感。

（3）突然出现心悸、头晕等症状，眼前发黑，有要跌倒的感觉。

（4）饱餐、寒冷、看惊险影片时感到心悸、胸痛。

（5）上楼或爬山时，比自己以前，特别是比别人容易感到胸闷、心悸、呼吸不畅。

（6）晚上睡觉枕头低时，感到憋气，需要高枕卧位。睡眠过程中容易被惊醒，感到胸闷、呼吸不畅，需要坐起后才好转。

（7）感冒后轻微劳动也感到疲乏，走路稍快就气急。

（8）反复出现脉搏不齐。

（9）左肩经常痛，经一般治疗不愈。

（10）性生活时感到心跳、胸闷或胸痛等。

如果发现自己的身体出现以上大部分症状，就应该及时去医院做详细检查，以免突发心脏病，造成生命危险。

3. 损害心脏的七大元凶

在日常生活中，人们的许多行为都能让心脏遭到伤害。下面我们将这些行为——列出，提醒大家引起注意，并且要改掉这些不良行为习惯，停止对心脏的进一步伤害。

胡吃海喝

胡吃海喝容易使人的体重不断增加。医学专家研究发现，肥胖是威胁生命的高危因子，它与多种疾病的发生密切相关，如高血压、高脂血症、糖尿病、心脑血管疾病、脂肪肝、胰腺炎等。

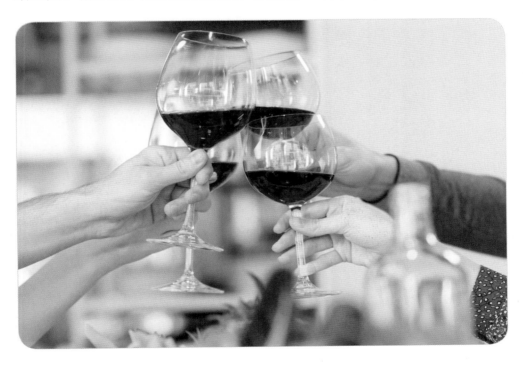

肥胖为什么能引起心脏病呢？其原因主要是以下几个方面：过多的脂肪堆积导致心脏负荷加重；脂肪代谢异常及高热量的进食引起高脂血症，导致冠状动脉粥样硬化；血糖及血脂增高使血液的黏稠度增加，红细胞携氧能力减弱，心肌细胞供氧不足。

大病不缠身，先护心脑肺 ◎ 养心篇

过度劳累

通常，过度劳累会诱发基础疾病，因过度劳累而猝死的人通常本身有心血管病、高血压、脑血管病等疾病，再加上工作超负荷，劳动强度加大、心理压力大，造成抵抗力下降，容易发生心肌梗死、心肌炎或脑出血等。

睡眠不足

科学研究发现，睡眠不足会影响神经系统，也会影响人的行为，比如注意力不集中、情绪不好。如果长期睡眠不足会给心脏带来压力，并增加心血管疾病的发病率和死亡风险。

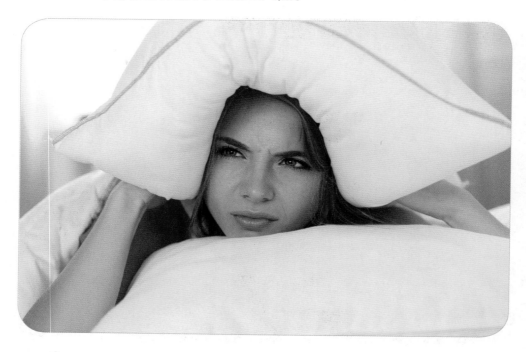

缺乏运动

缺乏运动是心脏病的致病因素之一。有关专家研究发现，运动少的人血管较细，心率较快，血压会比经常运动的人高。中医认为，"动则不衰"，一语道破了生命的奥秘。事实证明，运动可以提高人体新陈代谢，使各器官充满活力，从而推迟各个器官的衰老时间。

🌱 吸烟

引起心血管疾病发生的一个重要的因素是吸烟。烟雾中的尼古丁和一氧化碳可使血管硬化。因为一氧化碳同血红蛋白的结合能力比氧强250倍左右，形成的碳氧血红蛋白，可减少血的带氧能力，这就导致了动脉内壁水肿，妨碍血液流动，为胆固醇的沉积提供了条件，日积月累便导致了动脉硬化。尼古丁能使体内组织释放出儿茶酚胺，造成心跳加快，血压升高。这样不但可以导致高血压，而且由于心跳加快、血液

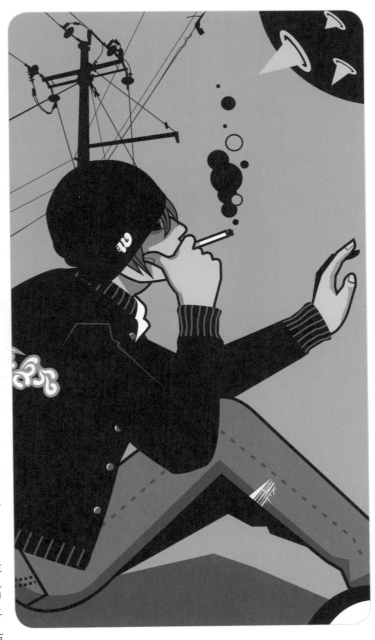

排出量大，容易产生心肌缺氧，引起冠心病的发作。

🌱 情绪波动过度

所有的情绪波动，无论是大喜、大怒、大悲，还是抑郁，都会影

大病不缠身，先护心脑肺 ◎ 养心篇

响人的内分泌，而且都会影响心脏的健康。

悲观抑郁：医学专家分析，人的心跳速率能够根据外界的变化呈有规律的波动，那些长期悲观抑郁的人会改变心脏有规律的变化，从而对心脏系统产生压力。46 ～ 55 岁是人一生中较为特殊的年龄段，处在这个年龄段的人，精神负担和经济负担都很重，健康长期处于透支的状态，加之有消极情绪，极易引起心血管系统疾病，特别是冠心病。

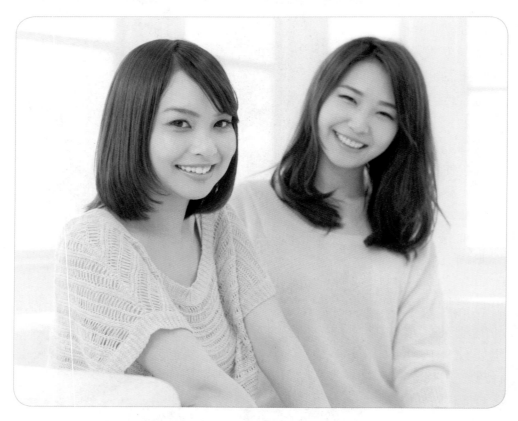

喜乐过度：心在志为喜，是指心与情绪中的快乐有关。喜，即喜乐、喜悦。它是心情愉快的一种情志活动。一般而言，喜是人对外界信息所做的良性反映，对心主血脉等生理功能有益。喜悦适度，可使气血调和、内心快乐、全身舒适，对于健康是有益的。若喜乐过度，则可使心神受损，因为心主神志。

狂笑不止：中医认为，喜属心。笑是心智的一种外在表现。都说"笑一笑，十年少"，适度笑对我们的健康是有益的，但狂笑不止，就会伤及心神，心神被扰就会喜笑不休。

为此，心脑血管专家提醒，人们应积极调节自己的情绪，特别是那些长期带有消极情绪的中年人，更应学会调节情绪。

长久目视

当长时间专注看东西时，无论是看书还是看电视，一般都会边看边思考，目视的同时思维也在进行活动，而人的思维活动又由心血所养，所以长久的注视会劳心、伤心血。为此，我们看书或看电视时间长了，虽然一般是坐着，但也会觉得很疲劳，严重的会失眠、多梦。所以建议心功能失调或心脏不好的人不要长时间看书、看电视等。有些人能在电脑、电视前坐一整天，这是非常耗心血的。

了解了以上"伤心"的因素，对于没有心脏病的人来说，可了解如何避免对心脏的伤害；对已患有心脏病的人来说，可知道如何提前采取防范措施。

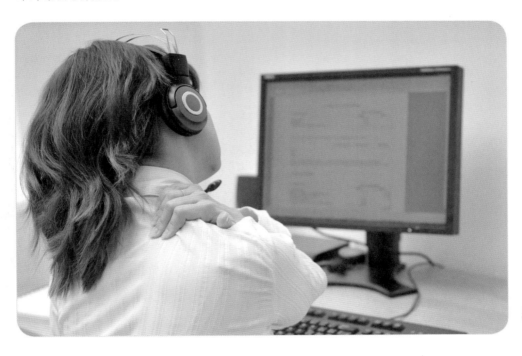

4. 让心脏充满活力的基石

维持健康而充满活力的心脏并非一朝一夕之功，而是需要长时间的不懈努力。一般来说，以下五个方面是维持健康心脏的基石。

适宜的居住环境

人与自然是有机的统一体，生活环境对人类的生存和健康影响重大。适宜的生活环境包括：纯净的水源，新鲜的空气，充沛的阳光，良好的植被，宽敞舒适的居住环境等。

合理的起居作息

合理的起居作息主要包括以下几方面：充足的睡眠，因为失眠可诱发心律失常；运动要量力而行，不勉强运动或过量运动；洗澡水不要太热，洗浴时间不宜过长；定时排便，保持大便通畅等。

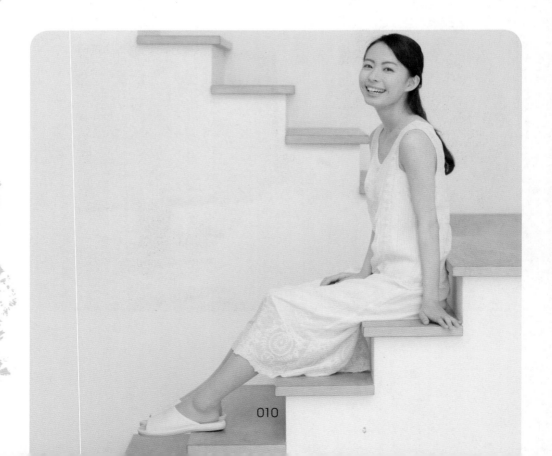

均衡的营养摄入

饮食要全面调配，因人而异，五味调和，营养均衡。就餐应定时、定量、卫生，避免食用过度油腻、厚味、生冷的食物。适当吃一些益气养血、益心气、养心阴的食物。

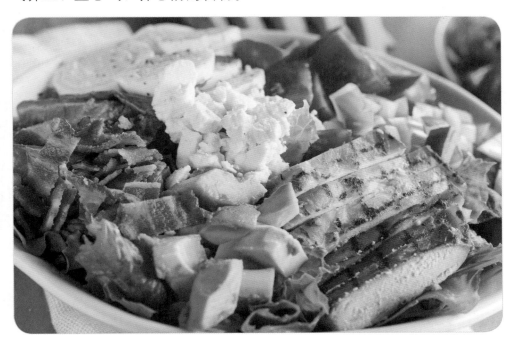

劳逸有度

劳逸有度能保证机体气机通畅，血脉调达，五脏安和。贪逸无度，过度劳累，均可导致气血运行不畅而致病。

情绪稳定

长期过度的精神紧张，可引起内分泌代谢的紊乱而致病。人们生活在现实的社会环境中，就有喜怒哀乐，难免会遇到不开心的事，关键是要培养良好的心理素质，保持心情舒畅，情绪稳定。

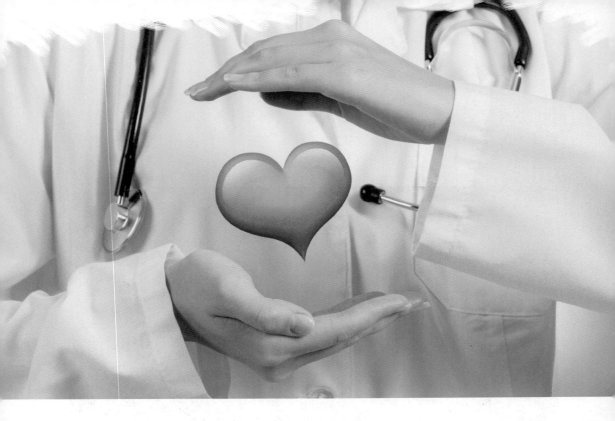

第二章

养心护心，

先要吃得科学

"安身之本，必资于食"，饮食与健康始终是密切联系的。说得通俗一点儿，就是人活着总离不开吃，但是这个吃却并不简单，在人类漫长的生活实践中，先人已经总结出丰富的经验。

中医认为药食同源，即日常生活中的大多数食物既是美味又是良药，吃对了不仅可以果腹，还能够养生疗疾。吃得得当，饮食便是最直接的养生。只要合理摄取食物中的营养，便能强壮身体，预防疾病，达到延年益寿的目的。

1. 益养心脏的饮食原则

在日常生活中，如果能控制好饮食，合理膳食，对养益心脏会起到明显的辅助调理作用。一般来说，日常饮食应遵循"四少三多"的原则。

少食

少食就是限制进食的量。古人有"食不欲苦饱，苦饱即伤心，伤心则气短妨闷"的说法，这有一定的科学道理。许多人可能会有这样的体会：饱餐一顿后，会有撑得直不起腰、喘不上气的感觉。这是因为身体为了消化的需要，调配大量的血液涌入胃肠，从而增加了心脏的负担，这种感觉就是胸闷气短。专家建议，饭吃七分饱，这样就不会因为身体要进行血液分流而减少心血管系统供血。

少脂

少脂就是尽量少食高脂肪和高胆固醇的食物，如肥肉、动物内脏等。过多的脂肪容易造成肥胖，易患高脂血症，而长期的高脂血症是引起动脉硬化的主要因素。因此，要控制脂肪的摄入量。摄入含胆固醇过多的食物会引发冠心病、脂肪肝等，应适当控制胆固醇的摄入量。

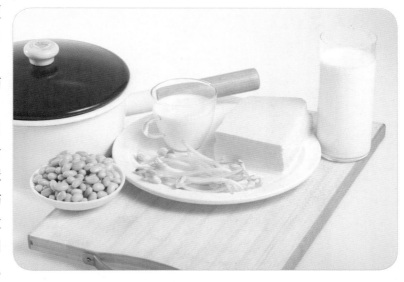

因此，应少吃奶油、黄油、动物肝脏等食物。应多吃豆类及其制品，因为豆类中含有卵磷脂及无机盐，可以防治冠心病。

少咸

　　咸味食物摄入过多，会使肾脏受到伤害。中医认为，肾属水，咸味入肾，水能克火，即咸能伤心。如果摄入过多盐分，就会伤及血脉。心主血脉，血脉即血管，血管的舒张和收缩，以及血液在血管里的正常运行，都由心脏所管，所以心功能受损，就会出现心血管疾病。为了预防心血管疾病，应少吃盐，已患有心血管疾病的人更应吃得淡一点。

　　近年来，营养学家都提倡低盐饮食，那么，每天吃多少盐合适呢？一般来说，每人每天食盐摄入量以不超过 6 克为宜。这对于习惯了重口味的人来说，可能一时间难以改变。因此可以慢慢来，实践证明，人的口味是会改变的，只要每天坚持吃得淡一点儿，一个月后，就会习惯清淡的口味了。

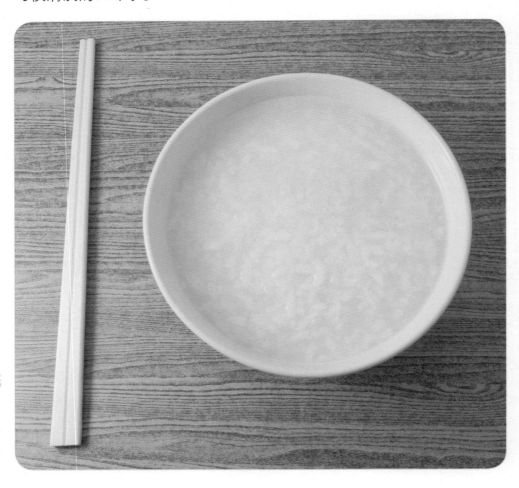

少甜

甜食摄入过多不利于健康。中医认为，甜味入脾，适量食之，可补血益气、调和脾胃，摄入过量，就会使脾气湿滞，造成心胸郁闷或心火旺盛。脾气不足就很难使进入体内的水谷精微运输到全身，而一旦这些营养和能量不能被身体有效利用，便会堆积在体内，造成肥胖，引起糖尿病、心血管等疾病。因此，喜欢吃甜食的人要注意控制甜食的摄入量，尤其是肥胖者或血糖偏高的人更应如此。

多补充维生素

丰富的维生素有益于心脏健康。具体体现在以下几个方面。

维生素 C 能改善冠状动脉的血液循环，保护血管内皮细胞的完整性，还能有效促进胆固醇生成胆酸，从而降低血液中有害的胆固醇。富含维生素 C 的食物有绿叶蔬菜等。

维生素 E 具有很强的抗氧化作用，能保护心肌，预防血栓。富含维生素 E 的食物有豆类、蔬菜等。

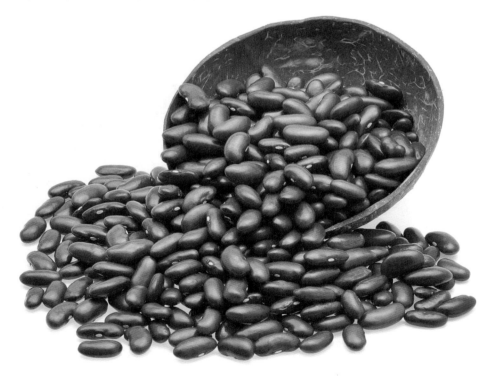

大病不缠身，先护心脑肺 ◎ 养心篇

维生素 B$_3$（烟酸）能扩张末梢血管，防治血栓形成，还能降低血中胆固醇含量。富含维生素 B$_3$ 的食物有肉类、花生等。

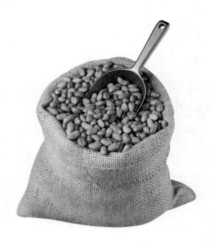

🌱 多补充膳食纤维

膳食纤维是一种不能被人体消化、吸收的物质，但它能促进胆酸从粪便中排出，减少胆固醇在体内生成，有利于冠心病的防治。纤维素主要存在于蔬菜中，含量较高的有芹菜、韭菜、竹笋等。

营养专家认为，每天应摄入膳食纤维 15 ~ 30 克，才能满足人体需求。据相关媒体报道，如果每天坚持摄入 26 克膳食纤维，就可以降低患心脏病的概率。

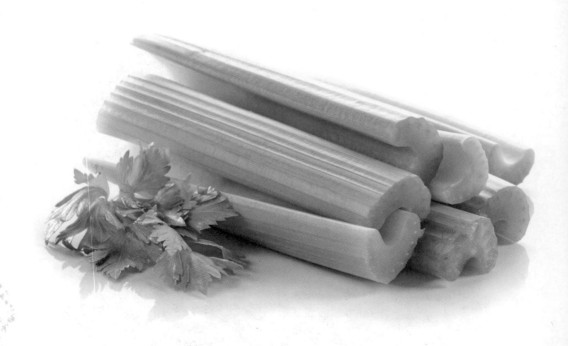

　　人体对微量元素的需求量不大，但是不可或缺。如铬在胰岛素调节活动中起主要作用，能抑制胆固醇吸收，从而预防冠心病的发生。又如硒是心脏的守护神，能防止病毒感染。此外，钙、镁、钾、锌等微量元素对心脏也有保护作用。

　　富含锌的食物有香蕉、虾、花生、玉米、葵花籽、卷心菜等；富含铁的食物有动物肝脏、海蜇、虾、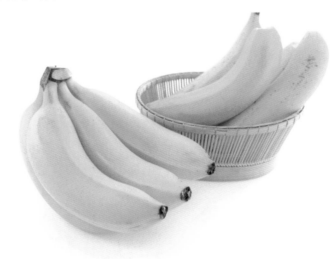海带、黑木耳、紫菜、香菇、黄豆、黑豆、芹菜、荠菜、大枣、芝麻、葵花籽、核桃仁等；富含钙的食物有海带、黄豆、大豆、黑豆、腐竹、奶制品、黑木耳、鱼、虾、坚果等；富含碘的食物有海带、紫菜、海参、干贝、龙虾、海鱼等。

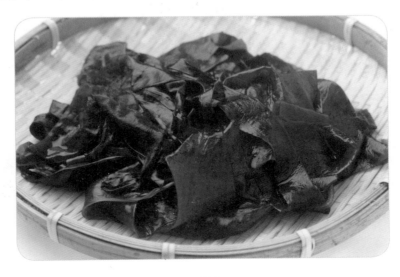

大病不缠身，先护心脑肺 ◎ 养心篇

2. 五色养五脏，心脏喜红色

红色也属五行中的火，所以心主红色。多吃红色食物能增强心气，令人精神倍增。同时，红色食物具有增加食欲、光洁皮肤、增强表皮细胞再生并防止皮肤衰老等功效。

研究表明，红色食物一般具有极强的抗氧化性，它们富含番茄红素、单宁酸等，这些都可以保护细胞，提高人体免疫力。如胡萝卜所含的胡萝卜素，可以在体内转化为维生素 A，保护人体上皮组织，增强身体抗感冒的能力。

此外，红色食物还能为人体提供丰富优质的蛋白质、无机盐、维生素以及微量元素。因此，经常食用一些红色果蔬，对增强心脑血管功能、提高免疫功能都有益处。一般可食用赤色、偏赤色的食物，如胡萝卜、番茄、樱桃、荔枝等。

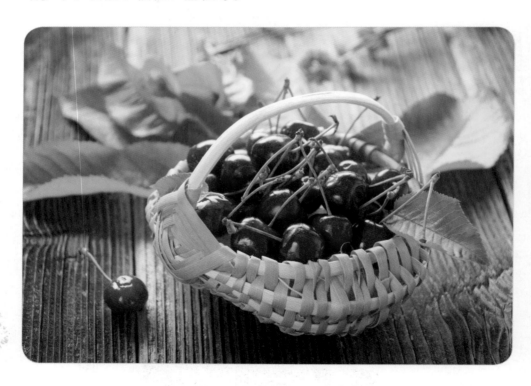

中医认为，五味入五脏。五味也就是我们常说的酸、苦、甘、辛、咸，其中苦味入心。苦味食物和心、小肠的关系最密切（心与小肠相表里），具有清热燥湿的功能，所以夏季养心应该多吃苦味食物。

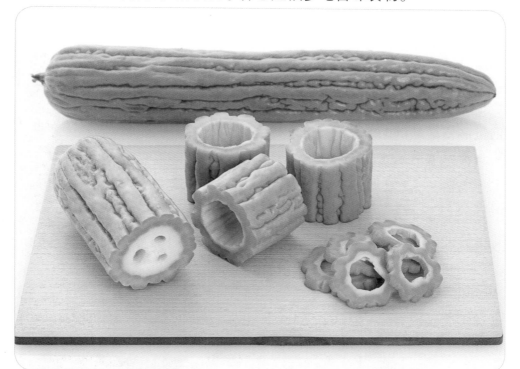

从健康养生的角度来说，饮食要兼具五味（酸、苦、甘、辛、咸），这样才能照顾到五脏六腑。如果在饮食上我们经常偏重于某种味道，或者从来不吃某种味道的食物，会导致五味失调，脏腑器官就会生病。

宋代诗人黄庭坚在《苦芦赋》中说："夏日小苦反成味。"可见，适量的苦味与其他味道的食物协调搭配，可以让饮食更具独特的风味。

在生活中，我们不要拒绝苦味食物。苦味食物不仅能增进食欲，而且有清心除烦、醒脑提神的功效。尤其是在夏季，湿热邪盛，容易使人心火上炎、胃纳欠佳，此时喝些苦味的饮品，或吃些苦味的食物，如苦瓜、苦菜等，能清心火、健脾胃。

当然，饮食讲究五味兼具、营养均衡。所以，吃"苦"也不宜过量。

大病不缠身，先护心脑肺 ◎ 养心篇

4. 补益心脏的四种粗粮

呵护心脏离不开护心的食物，适量食用以下四种粗粮，对心脏益处多多。

燕麦

燕麦富含B族维生素、维生素C、维生素E，还含有丰富的钙、磷、铁、水溶性纤维、β－葡萄糖等。这些营养物质对维持人体健康都不可或缺。燕麦降低血压、降低胆固醇、防治心脏疾病的医疗价值和保健作用，已被古今中外医学界所公认。其中，β－葡萄糖还具有改善消化功能、促进肠胃蠕动的功效。很多老年人容易便秘，易导致脑血管发生意外，常食燕麦能解便秘之忧。

麦芽

麦芽是小麦种子经发芽干燥的炮制加工品，其富含优质蛋白，尤其适宜心脏病患者食用。麦芽还富含维生素E，它能降低血液的黏稠度，抑制动脉粥样硬化。

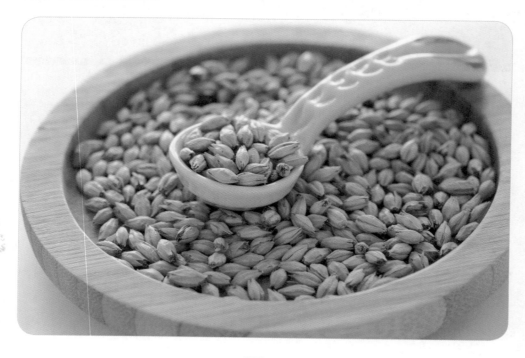

🌱 大豆

大豆营养价值非常高，它所含的卵磷脂可以除掉附着在血管壁上的胆固醇，防止血管硬化，预防心血管疾病，保护心脏；它还含有一种与雌激素类似的异黄酮，能够减轻女性更年期综合征症状，延缓女性细胞衰老，保持皮肤有弹性。

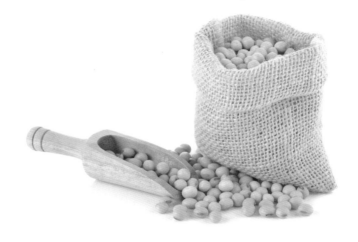

🌱 红豆

红豆，又名赤小豆，具有清热祛湿、消肿解毒、清心除烦、补血安神的功效。红豆颜色赤红，根据五色入五脏的中医理论，红入心，故明代医学家李时珍将它称为"心之谷"，强调了红豆的养心功效。它富含粗纤维，具有降血脂、降血压的功效；红豆又富含铁质，能行气补血，非常适合心血不足的女性食用。

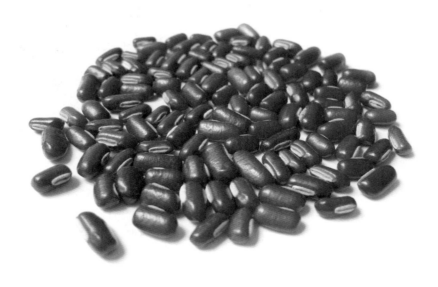

大病不缠身，先护心脑肺 ◎ 养心篇

5. 食坚果，护心脏

研究发现，坚果中含有预防心脏病的物质是脂肪酸和磷脂。坚果类食物虽然脂肪含量高，但 50% ～ 80% 为不饱和脂肪酸和磷脂，必需营养脂肪酸含量极为丰富，包括人体不能合成、需靠食物提供的必需脂肪酸 - 亚油酸和 α - 亚麻酸。它能调节血脂，降低胆固醇，预防和治疗冠心病等。

核桃

核桃又有"天然维生素 E"之称，维生素 E 是一种自由基清除剂，对消除细胞膜过氧化脂质、软化血管、延缓衰老有重要作用。

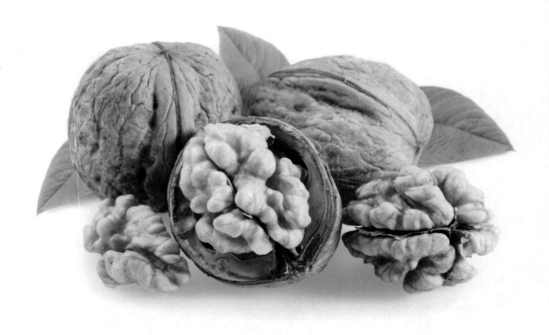

此外，核桃中还含有人体不可缺少的微量元素锌、锰、铬等，这几种微量元素与保持心脏的健康、维持内分泌的正常功能、抗衰老都有着密切的关系。研究表明，在对心脏有益的坚果中，核桃排在首位。所以，核桃是闲暇之余很好的休闲养心食品。

🌿 开心果

开心果的果仁营养极为丰富，富含纤维、维生素、矿物质，具有高纤维、低脂肪、低热量的显著特点。

经常食用开心果可以保护心脏，不仅可以防止动脉硬化的发生，有助于降低血脂，还能降低心脏病发作的危险，降低胆固醇，缓解精神紧张等。

开心果味甘无毒，具有温肾暖脾、调中顺气的功效，能治疗神经衰弱、贫血、慢性泻痢等症。

🌿 花生

《本草纲目》记载："花生悦脾和胃，润肺化痰，滋养补气，清咽止痒。"花生老少均可食用，病后体虚、手术病人恢复期以及妇女产后进食花生均有补养功效。

近年来，营养学家研究发现，食用花生可以保护心脏、预防心血管疾病。其实，花生中含有一种叫白藜芦醇的物质，这是一种很强的抗氧化剂，对血管的健康非常重要。同时，花生中还含有少量的其他抗氧化剂，对控制胆固醇水平能起到辅助作用。所以，多吃花生能降低血液总胆固醇和有害胆固醇的含量，而对有益胆固醇却不会造成破坏。

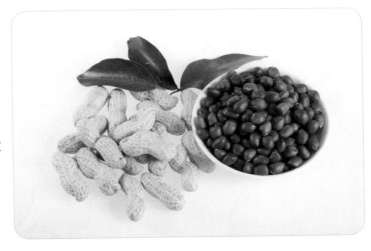

大病不缠身，先护心脑肺 ◎ 养心篇

6. 七款秋冬养生粥

俗语说："一场秋雨一场寒。"季节变换，天气转凉，心血管病人开始增多。因为气温下降使人体耗氧量增加，为维持正常的体温，血管收缩，血压升高，心率增快，心脏的负担也就增加了。另外，天气变冷使血流缓慢，从而影响冠状动脉的血液供应，同时使血液黏稠度增高，易形成血栓。空气寒冷还易造成冠状动脉的收缩甚至痉挛，直接影响心脏本身的血液供应，从而诱发心血管疾病。

为此，秋冬季节在饮食上一定要多加注意，除了要遵循低脂低盐等的饮食原则外，还应多喝点粥。以下七款养心粥值得尝试。

大米玉米粥

做法：玉米糁儿、大米各一半。先将玉米糁儿加清水适量调匀，待大米煮五六成熟时，加入玉米糁儿同煮至黏稠即可。

功效：益肺宁心、调中开胃、软化血管。

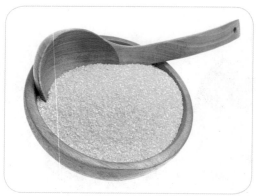

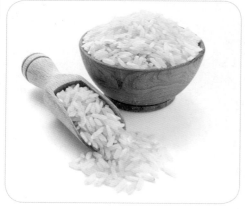

🌱 大蒜粥

做法：将数枚紫皮蒜剥皮，蒜皮放水沸煮 1 分钟左右捞出，再将大米放入煮蒜皮的水中煮成稀粥，然后将蒜放入，同煮为粥即可。

功效：软化血管、降血压、降血脂。

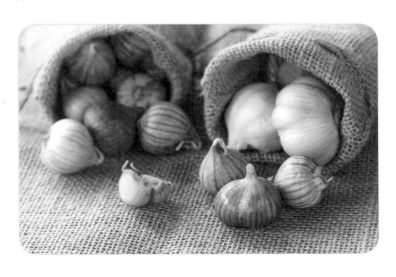

🌱 猪肺粥

做法：将猪肺洗净，放入锅中，加适量水，放入料酒，煮至七成熟，捞出，切成丁，同淘净的大米、薏苡仁一起放入锅内，并放入葱、姜、

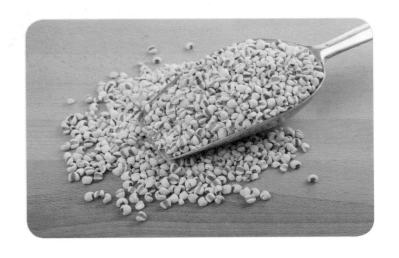

食盐、味精，先置急火上烧沸，然后改文火煨炖，米熟烂即可。

功效：补脾肺、止咳。

🌱 莲藕木耳粥

做法：莲藕去皮切小块，黑木耳切丝，冬瓜切成丁。将大米洗净后放入锅中，加入适量清水，煮至八成熟时，加入莲藕块、黑木耳丝、冬瓜丁，同煮成粥，加入适量盐调味即可。

功效：莲藕具有降脂的作用，黑木耳可软化血管，冬瓜利尿降压。

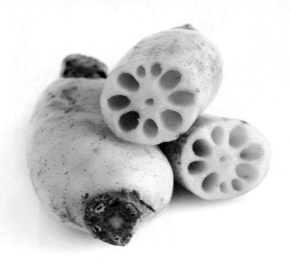

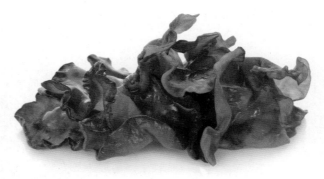

🌱 芦笋粥

做法：将芦笋洗净，切成丝备用。大米淘净，放入锅中，加清水适量，待熟时调入芦笋丝，再煮沸即成，或将鲜芦笋榨汁，待粥熟时调入粥中，再煮沸服食。

功效：清热解毒、生津利咽。

🌱 酸枣仁粥

做法：酸枣仁（打碎）10 克与粳米 100 克同煮成粥。

功效：养阴宁心，补肝安神。

🌱 五行益寿养心粥

做法：红枣 20 个（去核），莲子（去芯）20 粒，干黄豆 30 粒，葡萄干 30 粒，黑糯米和红糖各适量。莲子、黑糯米、干黄豆用水浸泡 6 小时以上，与红枣一同放入砂锅中，加入适量清水，大火煮沸，转小火煮 20 分钟，加入葡萄干，再煮半小时，加入红糖搅匀即可。

功效：养血补血，补心益肾。

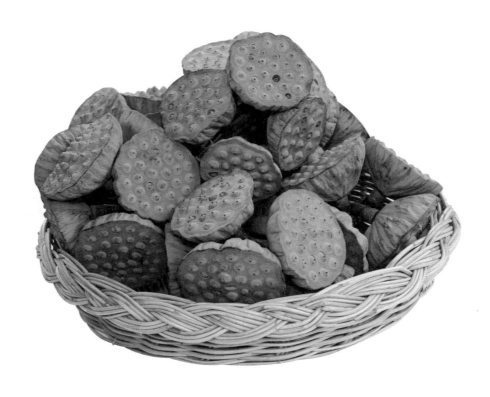

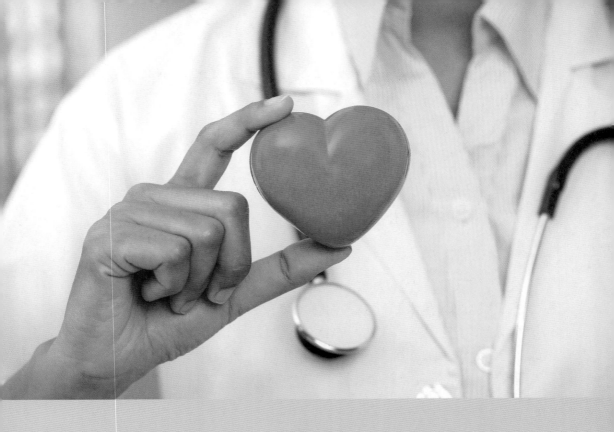

第三章

养心的健康疗法，
为心脏保驾护航

心脏是人体最重要的器官，心脏的健康尤为重要，那么，我们该如何保护我们的心脏？本章我们就来了解一下养心护心的几种健康疗法。

1. 坚持两项运动，为心脏补充动力

运动不仅可以促使心血管扩张，改善心肌供氧状况，促进血液中的脂质代谢，还能提高心脏的工作能力，是预防心脏病的重要手段之一。通常，适合养心的运动有以下几项。

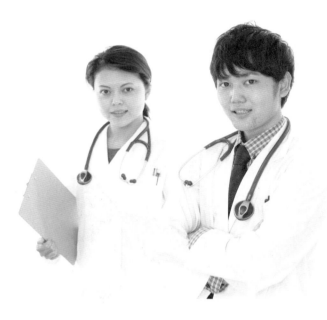

🌱 散步

散步是一项最常见的体育运动，既安全又易行，是一种非常适合老年人的运动方式。

散步可以保持关节的灵活性，同时可以增强腰部肌肉和韧带的张力与弹性，是防止肢体过早僵硬的好办法。

散步有益于心血管系统。它可以加速血液的循环，提高血管的张力，能有效地预防动脉硬化等各种心血管疾病。

散步可使全身肌肉周期性收缩，帮助血液和淋巴液循环，加速代谢过程，提高肌体免疫力。

建议老年人每天散步 2 ~ 3 次，每次 20 ~ 30 分钟。速度的快慢根据自己的情况掌握，一般来说，散步后微微出汗就能够达到很好的养心效果。

大病不缠身，先护心脑肺 ◎ 养心篇

慢跑

　　坚持慢跑会增强心血管系统功能。慢跑会加速血液循环，使冠状动脉有足够的血液供给心肌，从而预防各种心脏病。通过下肢的运动，不仅可以促使静脉血流回心脏，还能预防静脉血栓形成。

　　跑步虽动作简单，但如果姿势不正确，不仅达不到理想的健身效果，还有可能给身体带来损害。跑步时，腿部动作应该放松。一条腿后蹬时，另一条腿屈膝前摆，小腿自然放松，依靠大腿的前摆动作，带动髋部向前上方摆出。脚跟先着地，然后迅速过渡到全脚掌着地。

　　对于老年人来说，慢跑前要进行热身运动，慢跑时注意呼吸均匀、节奏协调，若出现胸闷、头晕、眼花等症状，应立即停止运动。

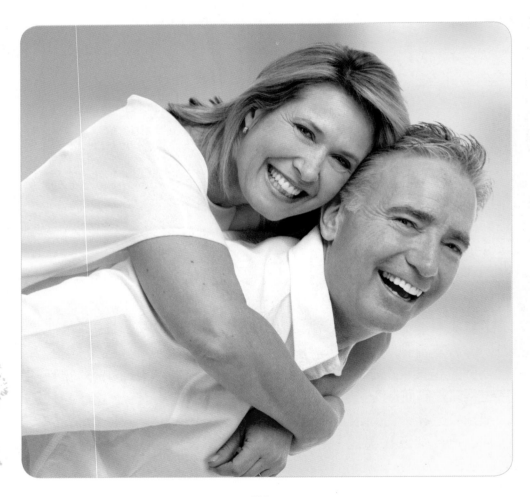

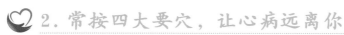

2. 常按四大要穴，让心病远离你

人体有四大穴位对养护心脏非常重要，平时经常按摩这四大穴位，可达到养心护心的目的。

🌱 内关穴

内关穴是古今中医用来治疗心脏疾病的首选要穴。它具有宁心安神、理气止痛、和胃降逆的作用。

内关穴在腕横纹上两寸，掌长肌腱与桡侧屈腕肌腱之间。

内关穴是冠心病的日常保健穴位之一，经常按揉，可以增强心脏功能，对心律不齐也有调节作用。此外，内关穴还有镇静安神的作用，可用于缓解心烦失眠、晕车等症状。所以，每天按摩两分钟内关穴，以有酸胀感为宜，对心脏非常有好处。

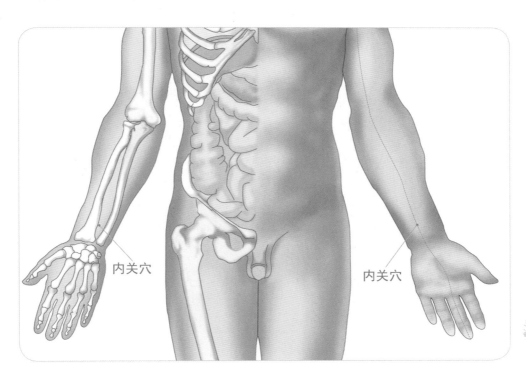

内关穴　　　　　　　　　　　　　　内关穴

🌿 少海穴

少海穴比较容易找，屈肘，在肘关节横纹内侧端与肱骨内上髁连线的中点。按压此穴，会有明显的酸胀感，如果没有酸胀感，说明取穴有误差。少海穴是心经脉气汇聚之处，具有宁心安神的功效，可以治疗多种精神疾病以及心前区疼痛、头痛、手臂麻木等疾病。

具体按摩方法是：用食指或中指按压少海穴 2 ～ 3 分钟即可。

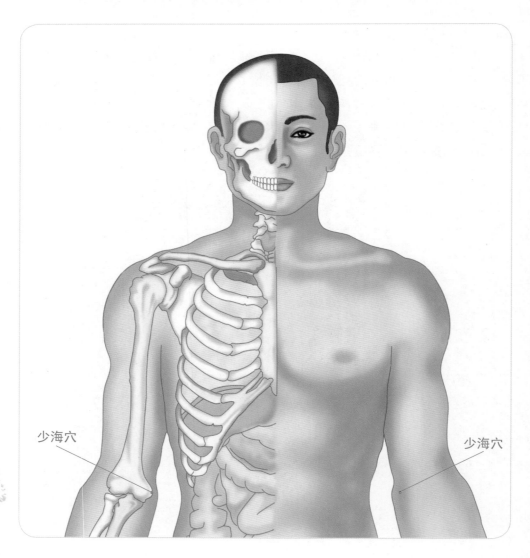

少海穴　　　　　　　　　　　　　　　　　　　　　　少海穴

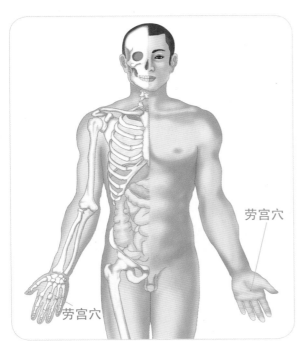

劳宫穴

劳宫穴

🌱 劳宫穴

劳宫穴在手掌心，第2、3掌骨之间偏于第3掌骨，握拳屈指时位于中指指尖处。

经常按压劳宫穴可以快速养心补气血。

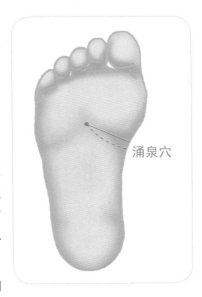

涌泉穴

按压劳宫穴和涌泉穴可以缓解失眠。中医认为失眠多是心肾不交、水火不济所致。但如果每晚睡前先按摩劳宫穴20～30次，再按摩左右脚心涌泉穴各20～30次，可促进睡眠，使心火下降、肾水上升，以达到水火相济、心肾相交的作用。

按压劳宫穴和少府穴可以治疗神经衰弱、手心多汗等症。汗为心之液，人在紧张、焦虑时，手心容易出汗，这在中医上属于心神不宁的范畴。治疗时，可以用拇指按压劳宫穴和少府穴，约1分钟左右即可。

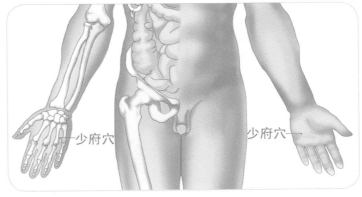

少府穴

少府穴

🌱 膻中穴

膻中穴位于胸部两乳头连线的中点处。

按摩膻中穴具有宽胸理气、活血通络、清肺止咳、舒畅心胸等功效。膻中穴受邪后，会出现内气漫散、心慌意乱、神志不清等表现。《黄帝内经》认为"气会膻中"，也就是说膻中可调节人体全身的气机。

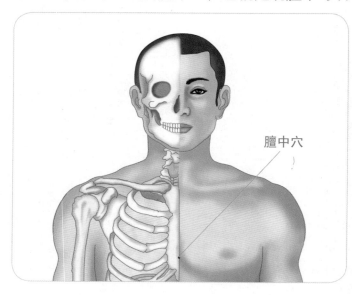

膻中穴

此外，膻中穴有阻挡邪气、宣发正气的功效。现代研究发现，膻中穴位于人体胸腺的部位，可参加机体的细胞免疫活动。点按该穴后可影响心血管神经的调节中枢，促进全身血液的重新分配，改善冠状动脉血流量，还可以提高胸肺部的自主神经功能。

我们平时常按膻中穴有很好的保健作用。心脏不适时，可有呼吸困难、心跳加快、头晕目眩等症状，此时按压膻中穴，可以提高心脏工作能力，使症状缓解；工作生活压力大，难免烦躁生闷气，按膻中就可使气机顺畅，烦恼减轻；发生心绞痛时按膻中穴有明显的缓解作用。

需要注意的是，膻中穴位于胸部正中，胸骨处皮薄，脂肪、肌肉少，宜采用按摩手法施加刺激。具体可分为揉法、推法和擦法。

揉法：用拇指或手掌大鱼际部先顺时针后逆时针各按揉 20 次，反复 10 次。

擦法：拇指或手掌大鱼际部由上向下按擦即可，持续 5 ~ 10 分钟。

推法：两手掌面自膻中穴沿胸胁向两侧推至侧腰部，20 次左右。

3. 中药泡脚好处多，防治心病有效果

中医学有"上病下取，百病治足，内病外治，头病医脚"之说，人体五脏六腑在足部都有相应的"投影"，常洗脚能刺激足部穴位，以激发经络的调控作用，足部的经络得以疏通，气血运行得以通畅，从而可促进人体正常生理功能的恢复，以调养五脏六腑，使人体阴阳失调的状态得到改变。

中药泡脚时，利用水的热效应，从足部皮层逐步向体内传递热量，引起机体产生对温热刺激的一系列反应，可达到加速血液循环、加快新陈代谢、清心宁神的效果。

泡脚水的中药煎液在泡脚过程中也会起到一定的作用。中药煎液中含有多种蛋白质、维生素等成分，在水中可以分解成人体必需的氨基酸，这些氨基酸能直接与皮肤表皮细胞融合，从而提高皮肤的防御能力，减少有害物质对皮肤的伤害。部分中药煎剂本身具有抗菌杀菌的作用，可以治疗各种因细菌感染而导致的皮肤病。因此，中药泡脚不但可以养生保健，还能治疗疾病。

下面推荐几个针对常见心血管疾病的中药泡脚方，值得一试。

心跳过速

药方：苦参30克，酸枣仁20克，黄连、丹参、炙甘草各5克。

用法：将上药加清水700毫升，煮沸10分钟，将药液倒入脚盆内，待药温40℃～50℃时，再将双足浸泡在药液中20～30分钟。每日浸泡1次，5次为1个疗程。

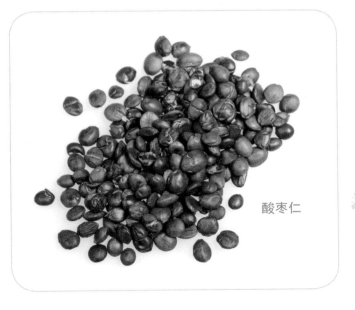

酸枣仁

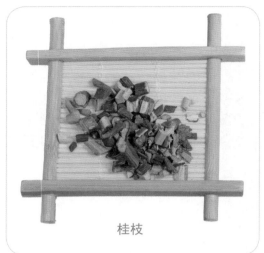

桂枝

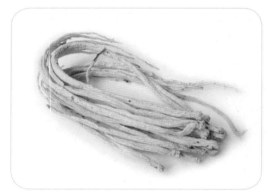

党参

🌱 心跳过缓

药方：桂枝 30 克，党参 15 克，丹参 9 克，甘草 6 克。

用法：将上药加清水 500 毫升，煮沸 5 ~ 10 分钟，将药液倒入脚盆内，待药温 40℃ ~ 50℃ 时，再将双足浸泡在药液中 20 ~ 30 分钟。每日浸泡 1 次。

🌱 心律失常

药方：党参、丹参各 30 克，益母草 15 克，炙甘草 6 克。

用法：将上药加清水 1000 ~ 1500 毫升，煮沸 5 ~ 10 分钟，将药液倒入脚盆内，待药温 40℃ ~ 50℃ 时，再将双足浸泡在药液中 20 ~ 30 分钟。每日浸泡 1 ~ 2 次。

🌱 风湿性心脏病

药方：牛膝、豨莶草、臭梧桐根、万年青各 30 克，徐长卿、茶树根各 15 克，灯心草 6 克。

用法：将上药加清水 1500 毫升，煮沸 10 分钟，将药液倒入脚盆内，待药温

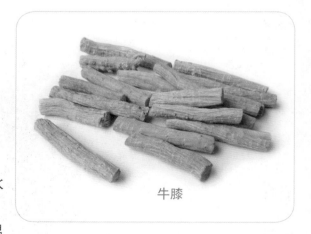

牛膝

40℃ ~ 50℃ 时，再将双足浸泡在药液中 30 分钟。每日浸泡 2 次。

🌿 冠心病

药方：丹参、薤白、瓜蒌、半夏各30克，白胡椒、细辛、乳香、没药、冰片各9克。

用法：将上药加清水1500毫升，煮沸10分钟，将药液倒入脚盆内，先熏蒸双足，待药温40℃～50℃时，再将双足浸泡在药液中30分钟。每日浸泡2～3次，10天为1个疗程。

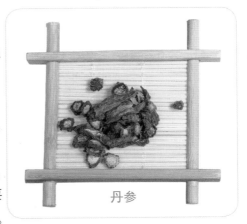

丹参

🌿 病毒性心肌炎

药方：丹参50克，银花、连翘、板蓝根各30克，北五加皮、苦参各9克。

用法：将上药加清水1500毫升，煮沸5～10分钟，将药液倒入脚盆内，待药温40℃～50℃时，再将双足浸泡在药液中20～30分钟。每日浸泡1次，10天为1个疗程。

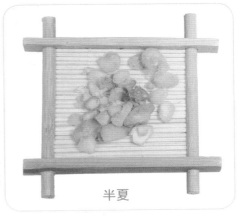

半夏

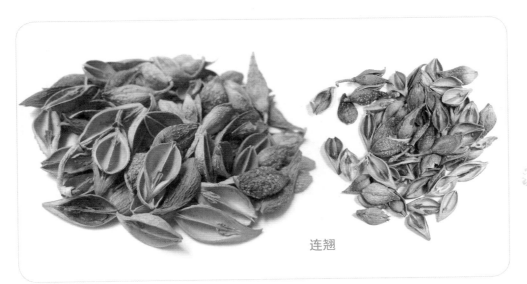

连翘

❤ 4. 常给耳朵做按摩，疏通经络又养心

人体各器官组织在耳郭的局部皮肤上都有相应的刺激点，一旦器官组织发生病变，耳上的某个特定部位就会产生一定的变化和反应。因此，经常按摩耳部能疏通经络，运行气血，调理脏腑，达到防病治病的目的。具体方法如下。

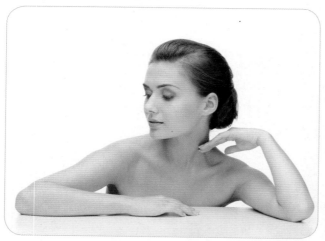

🌿 按压耳窝

先按压外耳道开口处的凹陷处 15 ～ 20 下，直至此处有发热的感觉为止。

🌿 上下按摩耳轮

以拇指、食指沿耳轮上下按压、揉捏，使之发热，然后再向外拉耳朵 15 ～ 20 次。

🌿 提拉耳尖

用双手拇指、食指捏耳上部，先揉捏此处，然后再往上提拉，直至该处发热。

🌿 下拉耳垂

先揉捏耳垂，然后再向下拉耳垂 15 ～ 20 次，使之发热。

以上方法基本上将耳部各处都按摩到了，按摩的程度要以耳部发热为宜，可以每天睡觉前和起床后做两次。

此方法不但可以促进耳部的血液循环，还会通过体内的经络，传导到相应的脏腑，改善相应脏腑的功能，起到治病和保健的作用。尤其对心血管系统有好处，经常按压可以保心养心。

5. 简单实用的养心妙招

在日常生活中，一些简单实用的小动作对增强心脏功能非常有益，以下三种养心方法，值得我们练习。

屏气呼吸

在空气质量较好的地方，深吸一口气屏住，再慢慢吐出。休息 1 ~ 2 分钟后，重复此动作 10 次以上。这种呼吸法能调节人体功能，改善呼吸，养心护肺。

摩胸运动

双手自然伸直，五指并拢，从两肋向前胸迅速擦拭，以擦拭部位发热为止，此法可增强心肺功能。

足底按摩

足可以反映人体的整体状况，通过足部按摩可以增强人体功能。如点按足底涌泉穴，对防治高血压、便秘等有益。

静坐吐纳功

端坐，挺胸收腹，下颌内收，将右手放于左胸的心前区，闭合双目，使精神进入宁静状态。慢慢地调节呼吸，使呼吸缓慢而深沉，右手顺时针地轻按心前区，一呼一吸为一息，一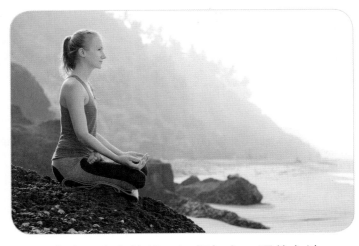息按摩一圈，按摩 36 圈。此法可稳定情绪、运行气血、调养心神。

大病不缠身，先护心脑肺 ◎ 养心篇

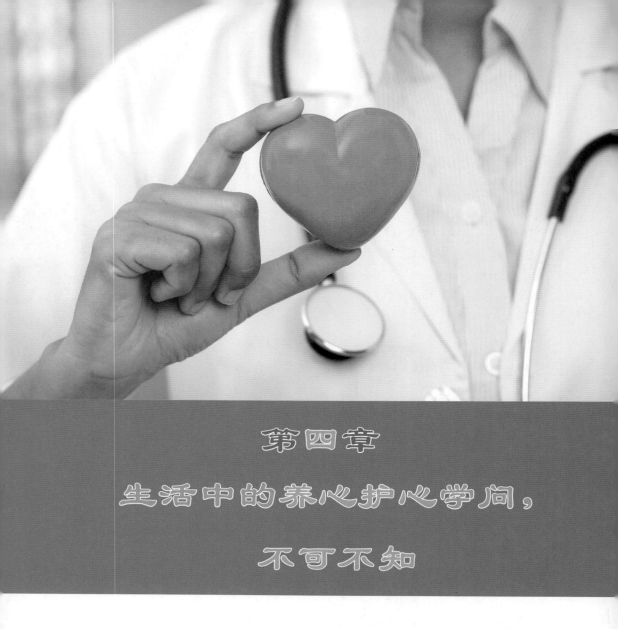

第四章

生活中的养心护心学问，

不可不知

保护心脏，重在细节。那么，在生活中有哪些细节是我们养心护心所要掌握的？我们在本章中将为您揭晓答案。

1. 心气不足，要学会慢养生

"心气不足"是中医术语，也叫心气虚，指心的功能活动有异，也可特指心脏推动血液循环的功能不正常。心气不足的症状表现为心悸气短、自汗、胸闷不舒、体倦乏力、苔白、脉虚等。

造成心气不足的原因主要有两个方面：一是由于身体虚弱，长期气血不足造成的心肌不够强劲所致的心脏病，此病多见于女性和先天身体虚弱者；二是由于血脂黏稠或血管内壁杂质和饱和脂肪酸堆积，使得心血管内径变窄，造成心脏供血不足，此症多与不良的生活习惯和饮食结构有关。

如今，快节奏的生活是影响人们寿命的一个重要因素。《黄帝内经》记载，人体经脉之气一昼夜内运行50周次，每运行一周共270息（一呼一吸为1息），所以算下来，人平均一呼一吸所需要的时间约为6.4秒。可是由于现代人生活节奏加快，人们一呼一吸平均只有3.33秒，时间缩短了近一半。过快的呼吸不利于人的长寿，它会导致心跳过快，能量消耗增多，危害健康。

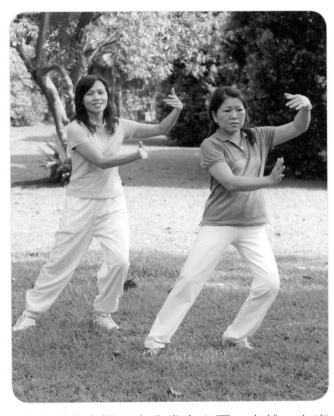

因此，想要养心气，将生活节奏慢下来非常有必要。当然，上班时追求高效率是无可厚非的，但下班后就要学会把节奏慢下来，比如利用午休时间出去散散步，晚上回家做一些轻松、缓和的运动等。

♥ 2. 合理作息，养心护心

养护心脏离不开合理的作息。健康专家经过科学研究，总结出了有益于养护心脏的时间表。

刷牙的最佳时间：饭后3分钟内是刷牙的最佳时间。因为饭后3分钟细菌开始分解口腔中食物残渣中的酸性物质，腐蚀牙釉质。刷牙最好用温水，有助于保护口腔，减少牙龈出血、刺激牙神经的发生，刷牙时间应持续3分钟。

起床的最佳时间：早晨5～6点是起床的最佳时间。此时是人体生物钟的"高潮"，人体体温升高，此时起床会精神抖擞。

饮水的最佳时间：起床后饮水既可补充一夜消耗的水分，又可稀释血液，有洗涤肠胃、防止血栓形成的作用，餐前1小时喝1杯水，有助于消化液的分泌，促进食欲；睡前适量饮水，可冲淡血液，使循环通畅。

晒太阳的最佳时间：上午8～10点和下午4～7点，是晒太阳养生的最佳时间。此时日光以有益的紫外线为主，可使人体获取维生素D，从而增强人体免疫系统和防治骨质疏松，并可以减少动脉硬

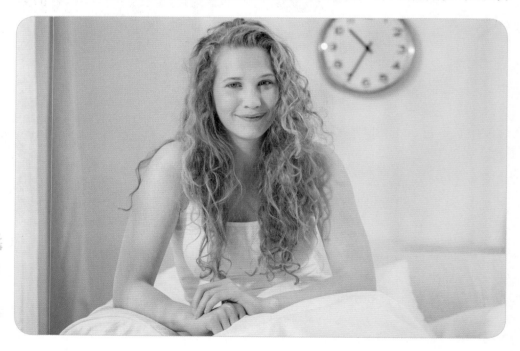

化的发病率。

锻炼的最佳时间：一般下午4点以后，是进行体育锻炼的最佳时间，这时人体耐力上升，肌肉温度高，血液黏滞性最小，关节最灵活。

饮茶的最佳时间：餐后1小时适宜饮茶。因为茶叶中含有鞣酸可以和食物中的铁结合，形成不溶性的铁盐，极大地影响铁的吸收，可以诱发缺铁性贫血。餐后1小时铁基本吸收完毕。

吃水果的最佳时间：饭前1小时吃水果有益无害，饭后2小时吃水果其营养成分最易被吸收。

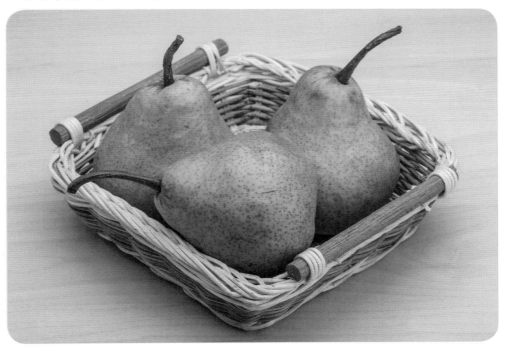

工作的最佳时间：上午10点至下午3点工作效率最高。一般而言，上午适于脑力劳动，下午适于体力劳动。

洗澡的最佳时间：临睡前洗1次澡，可以放松全身、缓解疲劳、甜美入睡。

睡觉的最佳时间：晚上10点至11点睡觉最为适宜，因为人的深睡时间在夜间12点至次日凌晨3点，而人在睡后1个半小时即进入深度睡眠状态。

大病不缠身，先护心脑肺 ◎ 养心篇

❤ 3. 午间小憩，是对心最好的关照

午时，是指一天中的 11 点至 13 点，此时心经当令。在这一时段，人体的阳气达到最盛。此时，小睡一会儿可以安神养精气，即心气推动血液运行，以养神、养气、养精。

人在午时小睡片刻，可以使下午至晚上的精力更加充沛。通常饭后大量血液运行到胃部和心脏，以供应消化需要，大脑相对缺血，于是人体便会出现困乏的状态。但由于种种原因，人们只能克制这种欲望。其实睡 15 分钟对心脏会有很大的帮助，同时也有助于胃肠蠕动。

午睡时需注意以下几点：

（1）睡前不吃油腻的食物，不吃得太饱。太饱会影响心脏正常收缩和舒张；油腻食物会增加血黏稠度，加重冠状动脉病变。

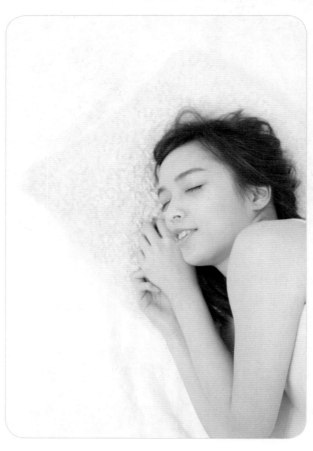

（2）午餐后不宜立即躺下午睡，因为此时大量的血液流向胃，血压下降，大脑供氧及营养能力明显下降，易引起大脑供血不足。一般应食后休息 20 分钟再午睡。

（3）姿势应取头高脚低、右侧卧位，以减少对心脏的压力，应注意坐位及伏案睡有害，会使脑缺氧加剧。

（4）患有高血压者，睡前忌服降血压药，因为睡时血压下降，可使心、脑、肾等主要脏器供血不足，并使凝血物血小板附于血管壁引起血栓，导致缺血性中风发生。

4. 超简单养神法：静坐

《黄帝内经》记载："失神者死，得神者生。"可见，神的得失关系到生命的存亡。而狭义的神指人的精神活动。

静坐是一种非常简单的养神方法，只需全身放松，闭目静坐即可。静坐可澄心，符合中医学"心定则气和顺，气和顺则血道畅。精气内充，正气强盛，强身去病"的理念。

静坐养神的"神"是指什么呢？是元神。现代心理学认为，元神代表的是大脑皮层调节功能的总括。要想提升"元神"就要从"心"上下功夫。静坐就是集中注意力，达到心神合一的一种途径。静坐的益处主要体现在以下三个方面。

静坐益养心：在现代生活中，人们的压力大，患心病的人不断增加。大部分人平时只注意身上的疾病，往往忽视了心病。其实，很多疾病都是由心虚气弱造成的，心虚气弱是因为忧思惊怒、心烦意乱所致。中医认为，心乱气短，邪气就会乘虚而入，从而致病。而静坐可以让烦乱的心重归宁静，心定则气和，和则血畅，不仅可以治病，还可以修身养性，延缓衰老。

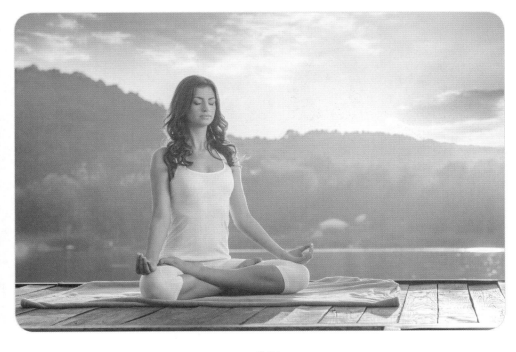

大病不缠身，先护心脑肺 ◎ 养心篇

静坐益心智：我们知道，一个人心思乱了，头脑就不清醒，内心有愤怒，就会失去理智。而静坐可以使内心归于平静，气血平和，达到精力集中。

静坐益通气血：静坐能镇静大脑的活动，尤其是周围神经系统的活动，而周围神经系统有控制新陈代谢，平衡血压、呼吸、心率的作用。因此，静坐可以治疗身心疾病，如心脏病、高血压等。通过静坐练气，使机体气血调和通畅，从而平衡阴阳，祛病延年。

下面推荐一种修习禅定的方法，可尝试练习。

放好软硬适中的坐垫。双腿盘膝而坐，背部自然直立，将两手放于脐下三寸丹田前，两手心向上，男右手背放于左手掌上，女左手背放于右手掌上，两个大拇指相抵。同时，双肩稍张开，头要正，下颌微内收。双目微闭，舌抵上颚，意守丹田，犹如婴儿酣睡状（有意识地诱导思想专注于丹田，使人精神集中、呼吸自然），随之便可进入静坐状态。

另外，静坐时应注意以下几点：选择安静、空气流通、光线柔和的地方；着装宽松，摘下身上饰品；呼吸自然，做到呼气长而缓，吸气短而促；初练者每次 10 ~ 20 分钟即可，以后可逐渐延长时间。

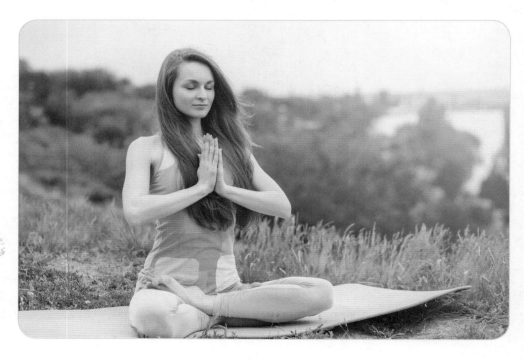

5.清洁牙齿，心脏受益

牙齿与心脏的关系，两者看似风马牛不相及，事实并非如此。医学专家研究发现，口腔感染特别是牙周病，是心脏病的重要诱因。

如果平时不注意口腔卫生，长期不刷牙或刷牙方法不当，口腔内食物残渣、细菌、脱落的上皮细胞与唾液等混合黏附在牙齿上，可形成牙菌斑。1立方毫米牙菌斑中有1亿多个细菌，这些细菌能产生大量的毒素，并能激活淋巴细胞产生大量的炎性因子，从而进入血液，危害心血管健康。

医学实验证明，链球菌和牙周炎病原体经过伤口进入血管后，会促使一种类似血小板的胶原蛋白质生成，促使血液凝固。它们依附在血管壁上，日积月累就会形成冠状动脉硬化，严重时堵塞血管，造成缺血和供氧不足，引起心脏病发作。因此，要想保持心血管健康，就应注意口腔卫生。对此，医学专家提出以下几点护齿建议。

保持牙齿的清洁

每餐后及睡觉前用含氟及抗牙菌斑的牙膏刷牙，同时用牙线清除牙缝隙间的残留物。

每半年检查一次口腔

定期到医院检查口腔，清除牙结石，治疗牙周病，这样就能明显减少口腔中的致病细菌，从而防止细菌和毒素进入血液。

戒烟

吸烟会增加口腔内细菌的数量，并增加血管壁的黏性，使细菌容易附着在血管壁上，加速动脉硬化。

大病不缠身，先护心脑肺 ◎ 养心篇

6. 常做心理按摩，让身心保持健康态

经常进行"心理按摩"，使自己保持一个良好的心态，对身心健康非常有好处。试一试以下几种调节身心的方法，也许会有意想不到的收获。

学会幽默

幽默有利于调节情绪，消除生理、心理的压力。而会搞笑的人自己也一定是随时保持愉快心情的人。看见别人快乐时自己也快乐，在大家分享欢乐的同时也是良好的信息交换。

听听音乐

欣赏优美动听的音乐，不仅能陶冶性情，还可以在优美的旋律中放松心情。在音乐中，可以使人在放松的状态下想明白更多在焦虑中百思不解的事情。

侍弄花草

红花绿叶，是一种很美丽的东西。在阳台上养几盆花，与花草为伴，时常玩赏品味，能让人感受生活，感悟生命，心情会随之开朗起来。

外出旅游

大自然的湖光山色、世界各地的名胜古迹，能使人增长见识，开阔眼界。经常跋山涉水更能强健体魄。拥抱大自然，我们可以感受世界的博大，使自己产生共鸣，心情就会豁然开朗。

健脑篇

　　中医认为"脑为元神之府"，脑是人体精髓和神经高度汇聚之处，是生命要害之所在，人的视觉、听觉、嗅觉、感觉、思维、记忆力等都受到脑的控制，所以我们一定要学会养脑健脑的方法，这样才能健康长寿。

　　然而，随着年龄的增长，大脑会逐渐衰老。我们虽然无法阻止生命的终结，但找到延缓大脑衰老的方法还是可以做到的。如何防止或逆转因年龄增长或神经系统疾病引起的脑功能衰退呢？在本篇中，你就能找到正确的答案。

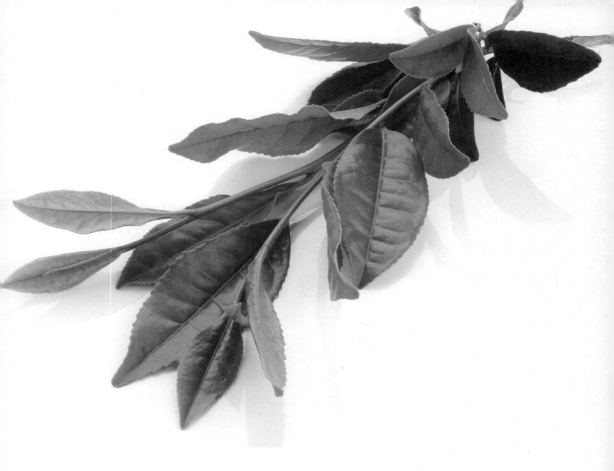

第一章

脑为全身之首，

脑不衰则全身不衰

　　大脑是我们最珍贵的物质财富，我们的智慧、个性、意志皆系于大脑，大脑的良好运转是健康、幸福的保证。因此，养生要先养脑，只有大脑功能增强了，身体各器官功能才会增强，身体才能更加健康，追求健康长寿的愿望才能实现。

1. 人体最先衰老的器官是大脑

众所周知，人从出生到死亡要经历生长、成熟、衰老的过程。大脑也是如此，如一个青年人记忆力非常好，步入老年后记忆力就会逐渐下降。

科学家研究发现，人的大脑细胞一旦发育完成后，就很难再增殖；而骨骼、肝脏、肌肉等损伤后，可以经过细胞分裂增殖得以修复。

20岁左右是人的脑细胞发育的高峰期，此时人的精力充沛、记忆力强，是人一生中学习、记忆的黄金时期。20岁后，随着年龄的增长，脑细胞数量开始减少，大脑功能开始减退，人的记忆力下降，人体的衰老也会随之发生。当然，在20～40岁之间，这种衰老现象并不明显，40岁后，衰老才被人们感知。相关的研究数据显示，与40岁相比，80岁后人的脑细胞数量约减少一半。人们常说的"人老脑先老"就是这个道理。

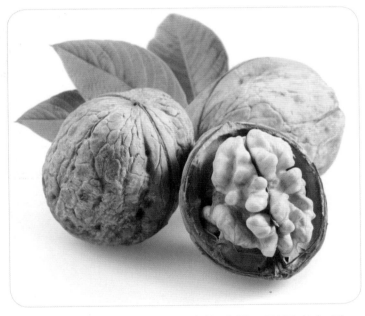

大脑的衰老是自然生理现象，是不可逆的。如果任凭大脑功能减退，到了老年后，人的认知能力就会严重下降，记忆力、理解力、判断力、空间感知能力等功能都将大大下降，甚至会逐渐进入痴呆状态。

所以，要想延缓大脑的衰老，在日常生活中注意大脑保健非常重要。

2. 脑功能减退的预警信号

通常，脑功能减退容易被人们忽视，如何知道自己的脑功能减退了呢？以下多种现象将提供检测参考。

（1）早晨起床常感觉没有精神，并易头晕、头重。

（2）反应迟钝，言语表达不流畅。

（3）记忆力下降，经常忘记一些事情。

（4）说话啰唆，对一些无关的事纠缠不休。

（5）对时间的感知淡漠或混乱。

（6）方向感较差，经常难以确定自己所处之地为何方。

（7）失去以往的积极主动性，变得消极被动，不愿与人交往。

（8）料理家务无条理，做事颠三倒四。

（9）说话、写文章易出差错。

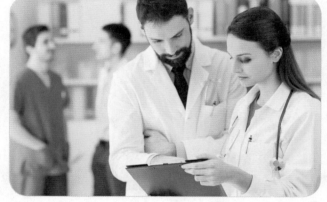

（10）情绪不稳，喜怒无常，容易激动或伤感、任性。

（11）味觉失灵，食欲减退。

（12）吸烟、饮酒的嗜好有增无减。

（13）常感到耳鸣、目眩。

（14）眼睛特别容易疲劳，工作或看书不能持久。

（15）入睡困难，且多梦。

（16）思想敏感多疑，认为亲人对自己不好，怀疑自己的东西被偷窥等。

如果你经常出现上文中 2 项以上的情况，那么就提示您出现了早期脑功能衰退，应该尽早进行调治，以减缓脑衰退的速度。

3. 容易伤害大脑的六种不良习惯

你知道吗？在日常生活中，我们的很多行为都在悄无声息地损伤着我们的大脑。现在我们将这些"凶手"——找出，意在提醒大家尽早把他们从你的身上赶走。

过度紧张

当人情绪紧张时，肾上腺会分泌一种皮质醇激素，大脑长期被这种有毒性作用的激素侵蚀，就会加速脑细胞衰老退化。

长期饱食或吃肉过多

如果长期饱食或吃肉过多，会造成脑血管弹性降低，出现大脑早衰和智力减退等现象。

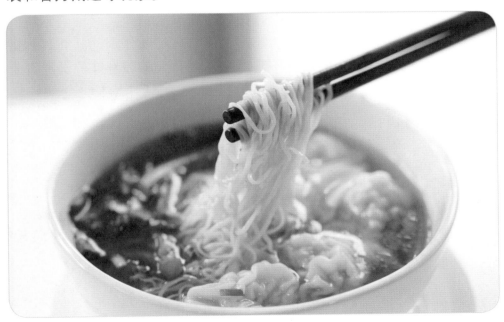

容易生气

生气会加快脑组织衰老。生气时，大量血液会涌向大脑，使血管的压力增加，这时血液中含毒素最多，含氧量最少，对脑细胞来说如同服用了毒药。愤怒时的思维混乱就是大脑缺氧的证明。

吸烟或喝酒

长期吸烟或喝酒会导致大脑供血不足，神经细胞出现病变，使脑组织变成"海绵状"，增加患老年性痴呆的风险。研究发现，当脑组织受到损伤时，人体对烟草、酒精的需求就会增加。

长期睡眠不足

消除大脑疲劳的主要方式是有充足的睡眠。长期睡眠不足或睡眠质量较差，就会加速脑细胞的衰退，失眠与大量饮酒对大脑的损害是相同的。在现实生活中，睡眠状况良好的人，不但精力充沛、头脑清晰，而且还充满活力。所以要想保持头脑健康，必须调节好睡眠，保证每天有 7 ~ 8 小时的睡眠时间。

懒散少用脑

"脑子越用越灵敏。"科学合理地多用大脑，能延缓神经系统的衰老，并通过神经系统对机体功能产生调节与控制作用，从而达到健脑益寿的目的。假如懒懒散散不常用脑，则对大脑和身体的健康都是不利的。

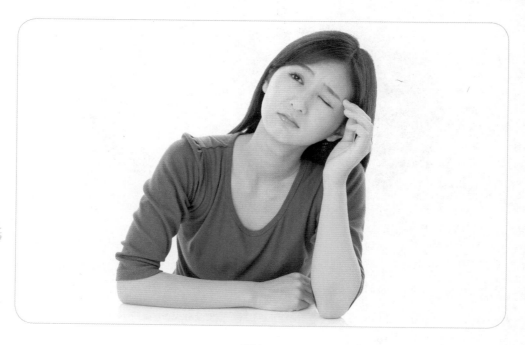

4. 记住养脑四原则，抓住重点好养生

强健的大脑不仅可提高生活质量，还是延年益寿的重要保证。如何养脑呢？应该遵循以下四项原则。

顺应四时

人与天地阴阳相应，要适应天地阴阳，四季更迭的变化，调节起居，才能"虚邪贼风，避之有时"，才能由健康的脑发出正常指令，以适应外界的变化。

调节情志

古代养生专家认为，"神安则寿延，神去则形散，故不可不谨养也"，要胸怀开阔，乐观从容，通过保养神气，调理情志，进行各种有益精神的思维活动，来调节大脑功能。

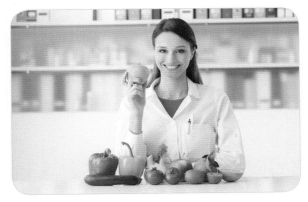

合理膳食

充足的营养是大脑正常工作的基础，历代医家在这方面积累了极其丰富的经验。日常应注意适当补充糖、奶、蛋、鱼、肉、水果以及维生素 B_1、铁、锌等对大脑有益的食物。

保精养血

明代医家张景岳说："善养生者，必保其精。精盈则气盛，气盛则神全，神全则身健，身健则病少，神气坚强，老当益壮，皆本乎精也。"由此可知，精血是一个人精气神长盛不衰的不可缺少的物质。人需要正常的性生活，但要做到性欲有度，节欲养精以调阴阳。这说明适当控制性生活以节欲，才能固精，能固精才能健脑安神，推迟大脑的衰老。

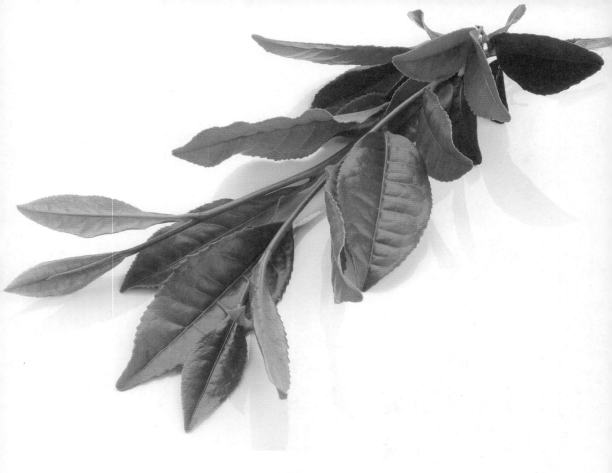

第二章

犒赏脑细胞，

健康的饮食增智健脑

　　饮食健脑是指从日常饮食中获取增智、健脑、延缓衰老的营养物质。所谓健脑食物，不是指某一种食品，也不是指某一种营养成分，而是指一种平衡的营养。有效的健脑方法是摄入对大脑有益的含有不同营养成分的食物，并进行合理搭配，以增强大脑的功能，使大脑的灵敏度和记忆力增强，从而清除影响脑功能正常发挥的不良因素。饮食健脑简便易行，如果持之以恒，一定会从中受益。

1. 专家推荐的八种健脑营养素

大脑的健康离不开营养素的参与，只有多种营养素的摄入达标，健脑补脑才成为可能。

碳水化合物

碳水化合物是糖类化合物，它是生命活动的重要来源，也是大脑智能活动的能量来源。葡萄糖、蔗糖、淀粉等都属于碳水化合物，可以为人体提供热量，是最廉价、最有用的营养素。

当人体血糖浓度下降时，脑组织可能因缺乏能量而使脑细胞功能受损，造成功能障碍，并出现头晕、心悸、出冷汗、昏迷等症状。而适当补充碳水化合物就可以提升血糖的浓度，为大脑提供充足的能量。

碳水化合物只有经过消化分解成葡萄糖、果糖和半乳糖才能被人体吸收，而果糖和半乳糖又经肝脏转换变成葡萄糖，葡萄糖就是碳水化合物转化成的为人体器官活动提供的燃料，并成为大脑神经细胞活动热能的最佳来源。

一般来说，对碳水化合物没有特定的饮食要求，主要是从富含碳水化合物的食物中获得合理比例的热量摄入。富含碳水化合物的食物有蔗糖等糖类食物，

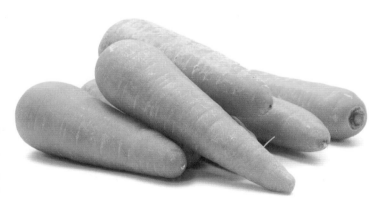

有玉米、水稻、小麦、高粱等谷物，有西瓜、香蕉、葡萄等水果类食物，有胡萝卜、红薯、土豆等蔬菜类食物，有核桃、开心果等坚果类食物。

蛋白质

蛋白质是生命的基础，其在大脑细胞中占 30% ~ 35%，是脑细

胞兴奋和抑制过程的主要物质，有助于提高大脑的记忆能力。

富含蛋白质的食物有鸡蛋、大豆、鱼类等，这些都是大脑需要的最好的食物。

必需脂肪酸

必需脂肪酸是指人体维持机体正常代谢不可缺少而自身又不能合成或合成速度慢无法满足机体需要，必须通过食物供给的脂肪酸。很多人将必需脂肪酸称为"神奇的高智商建筑师"。可见必需脂肪酸对大脑的发育起着重要作用。

富含脂肪酸的食物有南瓜籽、葵花籽、鲑鱼等。

DHA

DHA是胎儿和儿童大脑发育的一种必需微量营养素，可以促进神经网络形成，使神经递质的释放和传递信息的速度加快，并能对损伤的脑细胞起到明显的修复作用。

相关研究发现，虽然DHA对健康和发育有着非常重要的作用，但是目前DHA的人均摄入量仍不乐观。专家建议：一个健康的成年人每天至少需摄入220毫克的DHA。实际上，人们每天摄入的DHA量远远不够。DHA对大脑的发育至关重要，只有重视了DHA的摄入量，才能保护大脑的健康。

富含DHA的食物有牛奶、蛋黄、鱼肉等。

卵磷脂

卵磷脂中所含的乙酰进入人体内与胆碱结合，构成乙酰胆碱。乙酰胆碱不仅是一种记忆素，还是一种神经传导物质，其含量越高，人的神经反应速度就越快，人的记忆力也就随之增强。

卵磷脂也是细胞膜的组成成分之一，有利于维持细胞的正常工作。人体是由细胞组合而成的，细胞的代谢和再生能力影响人的健康和寿命。

专家指出，正常成年人每天需要摄取卵磷脂4～7.5克，平均6克，才能满足生理需要，年龄越大，需要的量越多。

富含卵磷脂的食物有鸡蛋、动物肝脏、牛肉、大豆、大麦芽、玉米、大米、花生、核桃仁、葵花籽等。

铁

大脑耗氧量占全身耗氧量的 1/4，而氧是由血液中的红细胞输送的，红细胞的主要成分是血红蛋白，它的合成需要铁元素的参与，可见铁是血中红细胞的重要微量元素，其作用是携带氧。当铁元素缺乏时，携氧能力就会减低，进而对各种生理活动产生不良影响，尤其是大脑的运作。因此，只有保证体内有充足的铁元素，才能保障大脑正常运转。

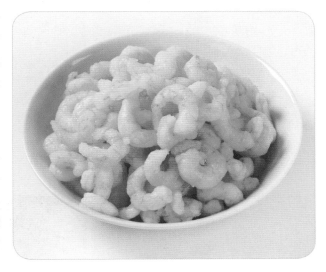

富含铁的食物有动物肝脏、瘦肉、鸡蛋、虾类、紫菜、海带、豆制品、黑木耳等。

B 族维生素

研究发现，B 族维生素对大脑的功能有着间接且重要的作用。B 族维生素对大脑的作用是通过帮助蛋白质代谢来促进脑部活动的。因此，B 族维生素对脑的作用是它与蛋白质共同作用的结果。我们已经知道，蛋白质是脑功能活动的重要物质，B 族维生素充当着脑力活动的重要助手，是维持大脑正常运转不可缺少的营养物质。

B 族维生素包括维生素 B_1、维生素 B_2、维生素 B_6、烟酸、叶酸等物质，对人体具有重要作用。

富含维生素 B_1 的食物有小麦胚芽、大豆、花生、黑米、鸡肝等；富含维生素 B_2 的食物有牛肝、猪血、香菇、鸡蛋等；富含维生素 B_6、烟酸、叶酸的食物有肉类、牛奶、鱼类、豆类、蛋黄等。

🌿 胆碱

胆碱又被称为"记忆因子"，是合成乙酰胆碱的重要原料。它能帮助中枢神经传递信息，是大脑思维、记忆等智力活动的必需物质。我们的一切智力活动都要依靠这些相互联系的神经细胞来完成。胆碱可以控制胆固醇的积蓄，是帮助传送刺激神经的信号，特别是为了记忆的形成而对大脑所发出的信号，能有效防治因年老而产生的记忆力衰退的症状。

科学家研究发现，如果摄取的食物中的胆碱和叶酸含量低，我们的身体所合成的胆碱是不能满足正常需要的。实践证明，成年女性每天应摄入 425 毫克的胆碱；男性每天应摄入 550 毫克的胆碱。

富含胆碱的食物有动物肝脏、牛肉、大豆制品、花生、奶制品、柑橘、土豆等。

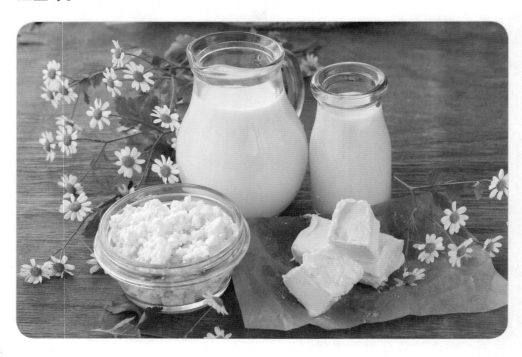

2. 医生建议常吃的十种健脑食物

相关专家研究发现，经常吃以下十种食物，可以延缓大脑衰老，增强大脑活力，起到补脑、健脑的作用。

小米

小米营养丰富，含有丰富的蛋白质、脂肪、钙、磷等成分，被称为健脑主食。小米还有防治神经衰弱的功效，经常食用小米粥、小米饭，有益于大脑的保健。

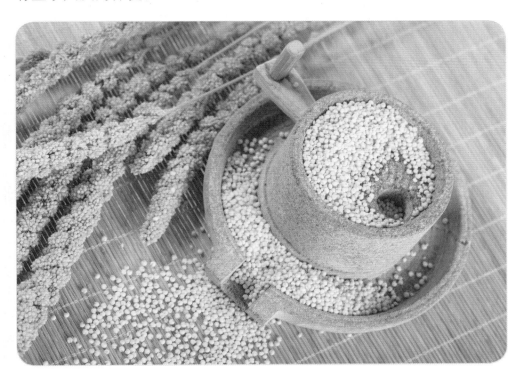

牛奶

牛奶是最理想的天然食品。它营养丰富，包含人体所需的大部分营养成分。牛奶中含有一定量的磷、钙等成分，能促进大脑发育，提高智力；牛奶中还含有镁，能有效缓解心脏和神经系统疲劳，帮助补充大脑消耗，及时恢复精力。

🌱 鸡蛋

鸡蛋包含了人体所需的大部分营养成分。它所含的蛋白质与人体组织蛋白非常接近，易于被人体吸收。鸡蛋含有多种氨基酸，有助于增强大脑的新陈代谢功能。蛋黄中还含有丰富的 DHA 和卵磷脂，不仅能促进神经系统和大脑发育，还可延缓智力衰退。

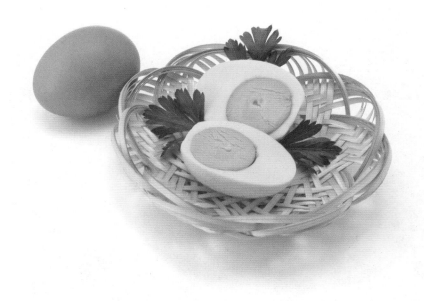

吃鸡蛋应以煮、蒸为好，因为煎、炒、炸虽然好吃，但不易消化。鸡蛋加工成咸鸡蛋后，钙含量会显著增加，尤其适合骨质疏松的中老年人食用。

🌱 核桃仁

核桃仁含有丰富的优质蛋白质和不饱和脂肪酸，是大脑必不可少的"建筑材料"。老年人经常吃核桃仁，对大脑神经、周围神经系统非常有益，是神经衰弱的辅助治疗食品。患有头晕、失眠、心悸、健忘、食欲不振、腰膝酸软、全身无力等症状的老年人，每天早晚各吃 1 ~ 2 个核桃，可起到滋补的作用。

🌱 花生仁

花生仁中含有卵磷脂、脑磷脂，是神经系统所需要的重要物质，能够延缓脑功能衰退，抑制血小板的凝聚，防止血栓形成，降低胆固醇。花生是最好的健脑食品，常吃花生可以改善脑血管循环，增强记忆力，延缓衰老，是名副其实的"长寿果"。

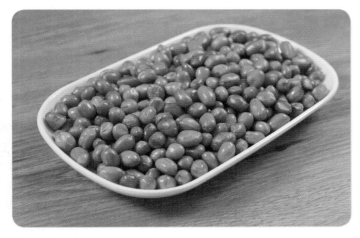

🌱 黑芝麻

黑芝麻在人体中可以合成卵磷脂。卵磷脂在参与体内代谢过程中，可以降低人体体内胆固醇，改善脑血管循环，从而起到显著的健脑作用。

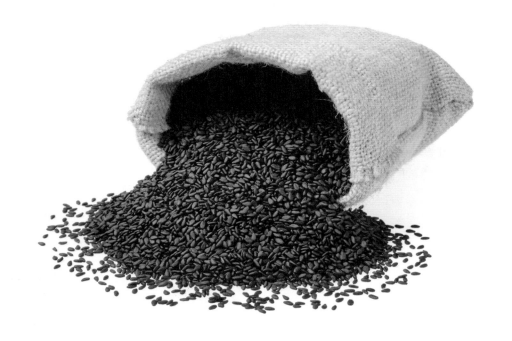

大病不缠身，先护心脑肺 ◎ 健脑篇

🌰 大枣

大枣富含维生素，有"百果之王"之称，其药效是单纯维生素药剂的3倍，适合病人调养之用，大枣素有补血养颜的功效，在民间有"天天吃大枣，青春永不老"之说，是中老年人、女性的天然保健食品。

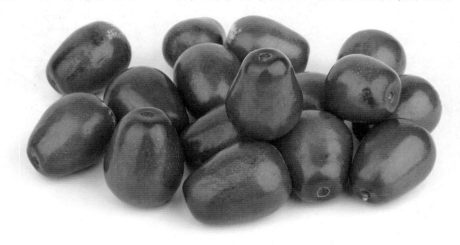

大枣富含叶酸，能够促进血细胞的生存和神经系统的发育，从而有利于大脑功能的改善；大枣所含的锌元素，能增强大脑的思维能力和认知能力。另外，大枣因含有多种维生素、钙、胡萝卜素、蛋白质等营养成分，还具有宁心安神、消除烦恼、缓解疲劳的功效。

🌱 金针菇

金针菇为真菌类植物，其所含的氨基酸与构成人体必需的氨基酸相似，其中赖氨酸和精氨酸含量非常高，对增强智力，尤其对儿童的身高和智力发育有明显的作用。同时，金针菇含有大脑所需的各种营养，能够补充脑细胞营养，进而激发智力潜能。

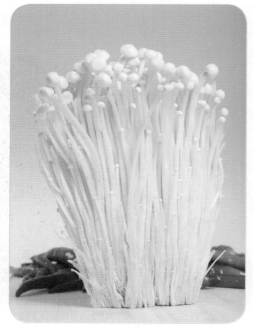

🌱 深海鱼

深海鱼生活在 600 ～ 2700 米内的深海海底，污染少，属于低脂肪、高蛋白食物。深海鱼的脂肪中含有对神经系统起保护作用的特殊脂肪酸，有助于增强神经细胞活力，从而提高学习和记忆力。研究发现，常吃鱼的人，尤其是吃深海鱼的人，与很少吃鱼的人相比，患老年痴呆症的概率要低得多。

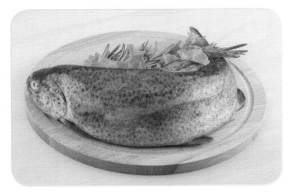

🌱 贝类

贝类体外一般有坚硬的外壳，大部分生活在海洋之中，常见的贝类主要有蛤蜊、牡蛎、扇贝、海螺等，贝类食物中所含的碳水化合物和脂肪含量较低，几乎是纯蛋白质食物，可以给大脑快速提供酪氨酸，从而激发大脑活力，是增强脑力的催化剂。

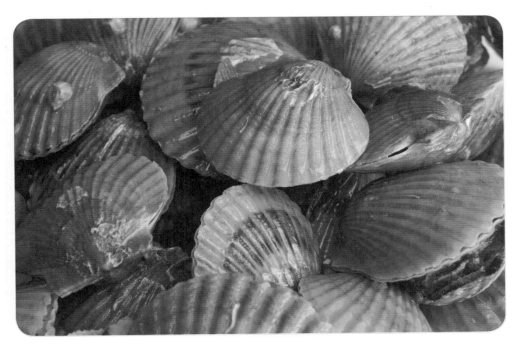

3. 大脑保持健康的三个好习惯

要想保持大脑健康，以下三个饮食习惯非常重要，需要在日常生活中多加注意，这样，您的大脑才会永葆活力。

吃好早餐

早餐是启动大脑的开关。每天早上，机体中储备的葡萄糖经过一夜的酣睡已经消耗殆尽，激素分泌已进入了低谷，大脑自身难为无米之炊，只好暂且进入冰冻状态。早餐犹如雪中送炭，使体内激素的分泌很快进入高潮，给脑细胞提供渴望得到的能源，犹如解冻的电源开关，及时给大脑接通了活动所需的电流。

由此可知，早餐绝对不能敷衍了事，更不能不吃早餐。随着生活节奏的加快，不吃早饭的人越来越多，但若想增强大脑的功能，吃早餐非常必要。

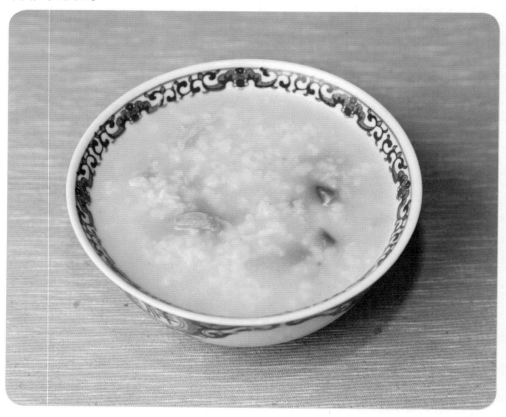

🌱 不吃快餐

大多快餐食物对大脑记忆会产生负面影响，如高脂肪、低碳水化合物的食物，如炸薯片、汉堡、方便面等快餐食品。

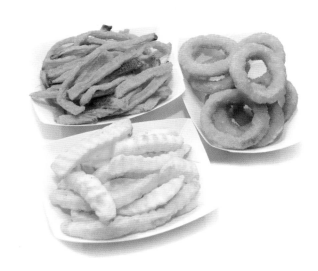

高脂肪、低碳水化合物的食物易在体内产生过氧化脂质，过氧化脂质是加速人体衰老的物质，会加速动脉硬化。医学研究证明，人进入 30 岁以后动脉硬化就已经悄悄开始了，只是初期症状还不明显。一旦出现脑动脉硬化，脑部的血液循环就会发生障碍，表现为健忘或痴呆。

经常吃高脂肪、低碳水化合物的食物，会对大脑功能造成损伤，使记忆力衰减。其原因是：高脂肪的食物会抑制身体失去对胰岛素的敏感性，导致肥胖和糖尿病；食物中碳水化合物缺乏，会切断大脑的能源物质葡萄糖的供应，使得大脑神经信号传递受阻，最终导致大脑功能衰退。

因此，要想保持大脑健康，最好不要吃快餐。

🌱 细嚼慢咽

细嚼慢咽与大脑有何关系呢？医学专家研究发现，在咀嚼过程中，大脑运动感觉中枢的血流量增加了 25% ～ 28%，味觉中枢的血流量增加了 9% ～ 17%，小脑的血流量增加了 8% ～ 11%。当咀嚼动作停止时，血流量立刻又恢复到原来的水平。由此可知，通过咀嚼，可以增强脑神经细胞活力。为此，我们应该改变饮食习惯，多吃一些硬的食物，增加咀嚼的次数。但是，在实际生活中，咀嚼的次数有时是无法控制的，而细嚼慢咽则可以延长进餐的时间。

4. 营养专家推荐七款补脑药膳

人们常说，吃得好不如吃得对，意在说明应对某些疾病有针对性的吃，方能起到事半功倍的效果。健脑益智同样如此，下面推荐几款营养药膳，可以根据自身的情况选用。

黄精蒸鸡

原料：黄精、党参、山药各30克，母鸡1只（重约1000克），葱、姜、川椒、盐、味精各适量。

做法：将母鸡去毛及内脏，洗净，剁成块，放入沸水锅烫3分钟，捞出，洗净血沫，装入汽锅内，加入葱、姜、川椒、盐、味精，再加入黄精、党参、山药，盖好汽锅盖，上笼蒸3小时即成。

用法：空腹分顿食用，吃鸡喝汤。

功效：益气补虚。

禁忌：湿热内盛者不宜食用；感冒时暂停食用。

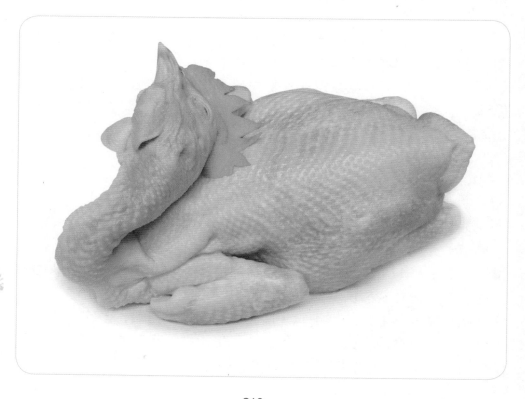

地黄乌鸡

原料：雌乌鸡 1 只（重约 1000 克），生地黄、饴糖各 150 克。

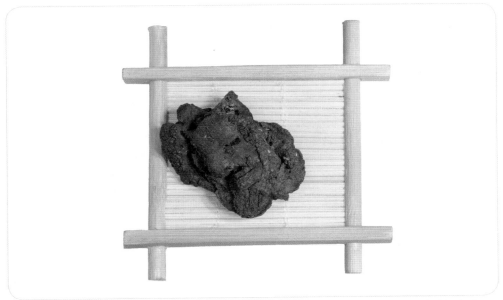

做法：将雌乌鸡宰杀，去毛及内脏，洗净，备用；生地黄洗净，切成条状，加饴糖拌匀，装入乌鸡腹内；将乌鸡放置盆中，隔水用文火蒸熟即成。

用法：分 2 日食用，吃肉喝汤。

功效：填精添髓，补虚益智。

禁忌：感冒发热或湿热内蕴而见食少、腹胀、便溏者均不宜食用。

双耳炖猪脑

原料：白木耳、黑木耳各 10 克，猪脑 1 具，鸡清汤、食盐、味精各适量。

做法：将黑木耳、白木耳泡发洗净，猪脑洗净同置锅中，加鸡清汤适量；文火炖至烂熟后，加入食盐、味精调味，再煮沸服食。

功效：补虚健脑。

桂圆猪髓鱼头汤

原料：桂圆 10 克，猪脊髓 100 克，鱼头 1 个，葱、姜、椒、蒜、料酒、米醋、食盐、味精、苏叶、香菜各适量。

做法：将猪脊髓、鱼头洗净，同置锅中，加清水适量，煮沸，放入桂圆及葱、姜、椒、蒜、料酒、米醋；文火炖至烂熟后，加食盐、味精调味，放入苏叶、香菜，再煮沸即成。

功效：补肾健脾，养心安神。

🌱 益智老鸭汤

原料：益智仁 50 克，老鸭 500 克，山药 25 克，枸杞子 20 克，桂圆肉 15 克，盐少许，葱、姜各适量。

做法：将益智仁、山药、桂圆肉、枸杞子清洗干净，放入砂锅；老鸭洗净，切成块，葱、姜切块，同入锅内，加水适量。将砂锅置于火上烧沸，撇去浮沫，再文火炖 1.5 小时，出锅前加入少许盐即可。

用法：分 2 日食用，吃肉喝汤。

功效：补中益气，健脑益智。

🌱 益智鳝段

原料：干地黄、菟丝子各 12 克，鳝鱼肉 250 克，笋、黄瓜各 10

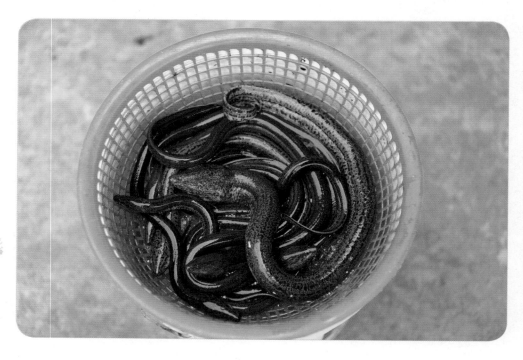

克，木耳3克，味精、盐、水淀粉、料酒、胡椒面、姜末、蒜末、香油、白糖各适量，蛋清1个，高汤少许。

做法：将干地黄、菟丝子煎两次，取汁过滤。水发木耳。鳝鱼肉切成片，笋切片，黄瓜切片。将鳝鱼片放入碗内加水淀粉、蛋清、盐煨好，放温油中划开，待鱼片泛起，捞出。原勺留油，炸蒜末、姜末，下笋片、黄瓜片、木耳、鱼片，加盐、味精、白糖，烹料酒、高汤，淋香油出锅装盘，撒上胡椒面即成。

用法：佐餐食用。

功效：益精髓、坚筋骨。

🌱 杞精炖鹌鹑

原料：鹌鹑1只，枸杞、黄精各30克，盐、味精少许。

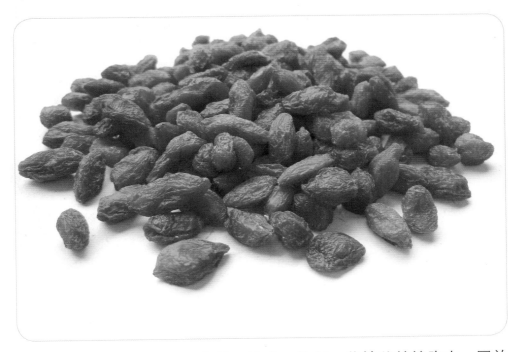

做法：将鹌鹑去毛及内脏，洗净，枸杞、黄精装鹌鹑腹内，同放入砂锅，加水适量，文火炖，加盐、味精适量调味即成。

用法：吃肉喝汤，每日1次。

功效：滋养肝肾，补精益智。

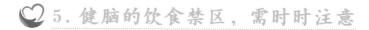

5. 健脑的饮食禁区，需时时注意

在日常生活中，除了学会补脑之外，还要在饮食中规避损害脑健康的食物，具体来说，主要有以下几种食物。

酒精饮料

在生活中大量或经常饮酒，会使肝脏发生酒精中毒而致使大脑发炎肿大，导致男性精子畸形、性功能衰退等；女子则会出现月经不调、停止排卵、性欲减退甚至性冷淡等早衰现象。

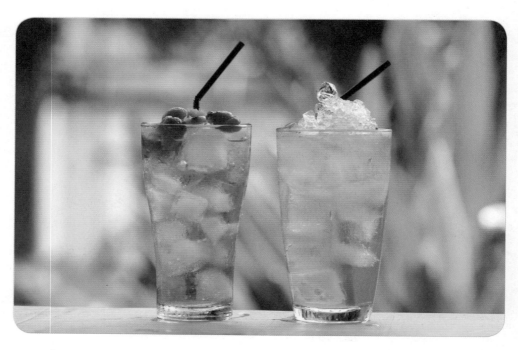

含铅食物

铅会抑制脑部酶的活性，促使人体的记忆力逐渐减退，思考力降低，甚至诱发失智症。铅是大脑一大杀手，吃含铅的食物，例如爆米花、皮蛋、罐头等食物，铅会随着血液进入脑部，使脑部的氧气及营养供应不足，破坏脑细胞，造成记忆力减退，脑部组织受损。

煎炸类食物

油温在 200℃以上的煎炸类食品含有较多的过氧脂质，它们会在体内积聚，使某些代谢酶系统遭受损伤，促使大脑早衰或痴呆。

高盐食物

人体对食盐的生理需要极低，成人每天 7 克以下、儿童每天 4 克以下。常吃过咸的食物会损伤动脉血管，影响脑组织的血液供应，使脑细胞长期处于缺血、缺氧状态，从而导致记忆力下降、大脑过早老化。

腌制食品

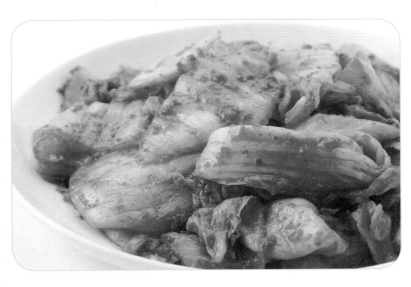

在腌制食物时，容易使加入的食盐转化成亚硝酸盐，它在体内酶的催化作用下，易与体内的各类物质作用生成亚胺类的致癌物质，人吃多了易患癌症，并促使人体早衰。

霉变食物

粮食、油类、花生、豆类等发生霉变时，会产生大量的病菌和黄曲霉素。这些发霉物一旦被人食用后，轻则发生腹泻、呕吐、头昏、眼花、烦躁、肠炎、听力下降和全身无力等症状，重则可致癌，并促使人早衰。

以上几种食物我们应该尽量少吃或不吃，尤其是对于大脑正处于发育年龄的儿童和青少年来说，更应该尽量避免食用上述食物。

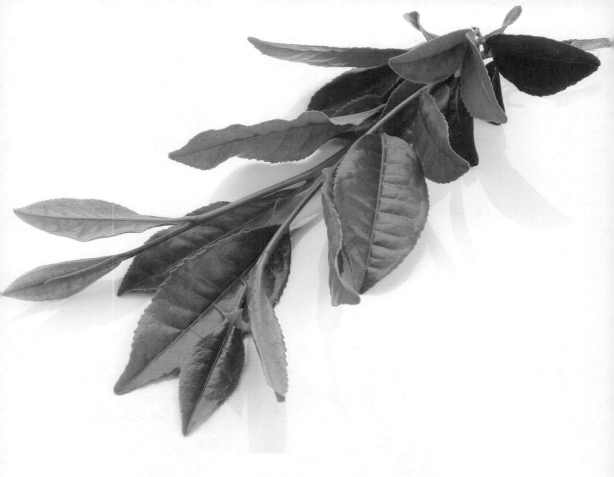

第三章

让大脑保持年轻态，
合理的锻炼很必要

  适当的运动可使全身器官受益，其中最受益的器官是大脑。美国不少医院将体育运动引入神经系统疾病治疗中，以代替传统的药物疗法。对此，运动医学专家的解释是，运动能增强脑中多种神经递质的活性，使思维与反应更敏捷。只要每周坚持运动，即可增加脑部血液循环量，使神经系统得到最佳调节。运动还能使人放松心情，活跃情绪，消除紧张与疲劳，增加生活乐趣，这对脑养护无疑是有益的。

1. 运动是健脑的最佳方式

大脑的重量仅占人体体重的3%，但是，它作为身体的司令部，所耗费的能量非常多，约消耗身体总能量的1/6。大脑所消耗的能量大部分用于维持身体的正常运转。

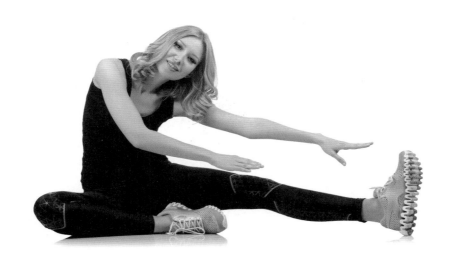

随着年龄的增长，人体血液循环速度逐渐放缓。脑细胞由于供血量下降，无法获得足够的氧气和葡萄糖。这时，人的思维活跃度就会下降。而延缓这一进程的最佳方法就是运动。运动不但调动了身体各部位的肌肉，还引发了一系列的脑部活动。在这一过程中，运动可以刺激大脑进行正常运转，帮助人们保持头脑健康，同时提高了智力水平，还能有效预防各种疾病。具体来说，主要表现在以下几个方面。

🍃 消除大脑疲劳

相关研究数据表明，让大脑连续思考两个小时，然后停下来休息，至少需要20分钟才能消除疲劳，而运动则只需5分钟，疲劳感就消除了。说明运动确实能使大脑的紧张状态得到缓和，防止大脑过度疲劳。这有助于大脑思维功能的合理应用，促使工作学习效率提高。

补充血糖

　　大脑活动所需的能量主要来源于糖，而大脑本身储备的糖极少，当人体 100 毫升血液中含 120 毫克葡萄糖时，脑功能活动才能正常。运动能使人食欲大增，消化功能增强，促进食物中淀粉转化为葡萄糖，再吸收到血液中变成血糖，以源源不断的能量满足脑神经细胞的需要。

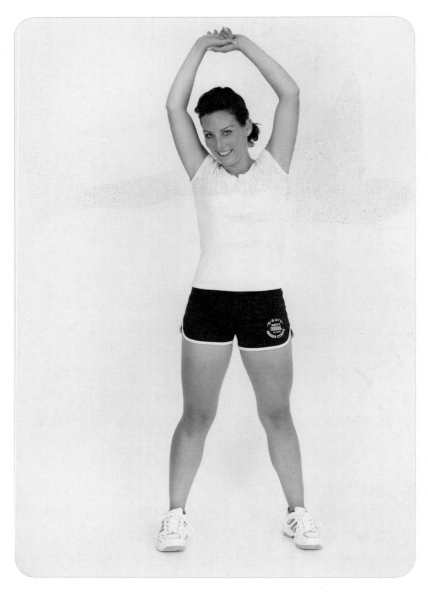

促进血液循环

大脑需要氧气和其他营养物质。血管硬化导致血液循环障碍，既是造成中风和冠心病的直接原因，也是造成大脑功能失调、思维及记忆减退的重要因素。研究表明，常从事运动的人，心脑血管更具有弹性，血液循环也更加通畅。研究数据显示，喜欢运动的人每立方毫米血液中的红细胞比一般人多 100 万 ~ 150 万个，血液循环量也比一般人高出 2 倍。新增的红细胞和血循环量能够向大脑组织提供更充足的氧气和营养，这样大脑活动更加自如，思维更加敏捷。

改善不良情绪

运动能改善不良情绪，使人精神愉悦，通过运动能有效预防和治疗神经紧张、失眠、烦躁及忧郁等，这些疾病（或不良情绪）最易产生思维不灵、注意力不集中和反应迟钝。所以，有人称运动是很好的神经安定剂，它使人心理更健康、头脑更聪明。

预防痴呆

相关专家研究发现，人近 60 岁时，记忆力在不知不觉中减退了25%。这就是中年后对新事物不敏感，难于记住各种密码，丢三落四，容易犯小差错的原因。加拿大科学家对 749 名 65 岁以上的老人进行研究，结果发现，经常运动者患痴呆的概率比不运动者低 30%。运动还会促进细胞内神经生长因子的分泌，滋养和保护神经元，从而起到预防大脑功能退化的效果。

2. 运动健脑应遵循的原则

运动的方式方法很多，要因人而异。一般来说，应该按照以下原则进行。

视"体"而动

应从自身的体质、年龄、性别、职业等特点，选择合理的锻炼项目，如慢跑、散步、太极、瑜伽等运动。

多样而动

选择运动项目以多样为好。这样既不易产生厌倦感，又能达到全面锻炼身体的作用。

量"心"而动

要根据自己在运动中的心率变化情况，及时调整运动量。

适时而动

中医学强调早晨锻炼身体最好，因为早晨是阳气发生之时，"静生阴，动生阳"，晨起运动可流畅血脉、增强体质。当气候寒冷、炎热或者遇到刮大风，身体不适时则不宜锻炼。

循序而动

开始锻炼时，应从小运动量开始，逐渐根据自身体质加大运动量。

持恒而动

要通过运动来达到健身目的非一日之功，只有长期坚持不懈，才可达到锻炼的目的。

病发止动

在运动中，出现心悸、气喘、心绞痛发作等现象时，应立即中止运动，并立即服下药物，再尽快去医院做检查治疗。

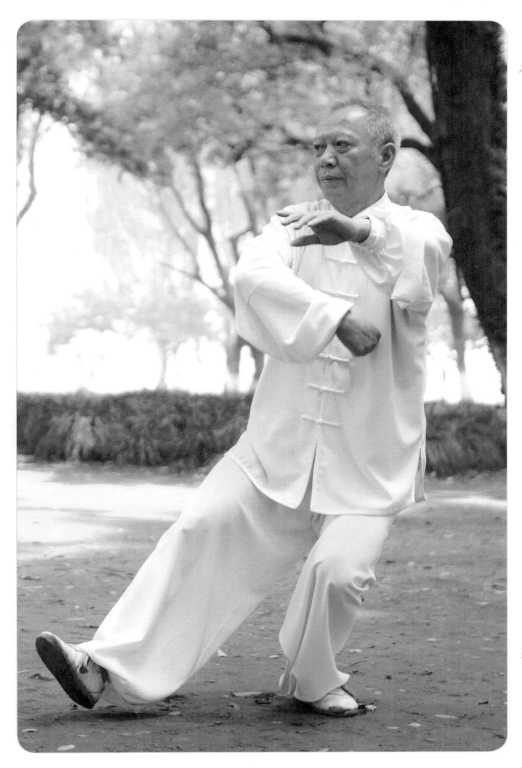

大病不缠身，先护心脑肺◎健脑篇

3. 科学的健脑方式——交替运动

交替运动是一种新的健身观念和方法，它可使人体生理机能交替得到锻炼，是提高自我保健能力的一种新措施。交替运动主要包括以下几个方面。

体脑交替

体脑交替要求人们一方面进行体力锻炼：跑步、游泳、爬山、适当劳动等。另一方面要进行脑力锻炼：棋类活动、智力游戏、背诵诗词或外文单词等。这样，不仅可以增强体力，而且可使脑力经久不衰。

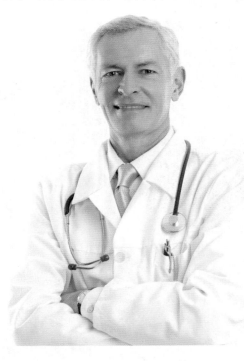

动静交替

动静交替要求人们一方面不断进行体力和脑力的锻炼，另一方面要求人们每天抽出一定的时间使大脑静下来，放松全身肌肉（站、坐、卧的姿势均可），去掉头脑中的一切杂念。这样可以调节人的全身脏器活动。

左右交替

左右交替要求人们右侧肢体和左侧肢体做交替运动。这样有利于左右脑同时得到开发利用。

上下交替

人们由于直立而形成的手足分工，无疑是一种进步，但也带来了消极影响。如：双足的精巧动作机能退化，支配双足的大脑皮层机能也相应退化。因此，人的机动性、灵活性、敏捷性、对外界的反应也随之降低。上下交替运动除了要坚持上肢活动外，还要做一些精巧动作，如夹取东西等。另外，可酌情做一些倒立动作，这样可增强机敏性，减少脑血管疾病的发生。

前后交替

向前行走在常人的大脑皮层运动区已经成为定势。要尽力改变这一定势，每天应做一些向后退的动作。这样不仅可使你的下肢关节活动灵活，还可防治某些腰腿痛等疾病。

大家可结合自身情况合理运用以上锻炼方法，如能长期坚持，你的反馈、控制、调节机能将大大增强，身心更健康。

4. 最健脑的六种运动

专家指出，规律的有氧运动结合有一定技巧性的复杂运动，能够起到锻炼大脑的作用。这些运动主要有以下几种。

跳绳

跳绳时，以下肢弹跳和后蹬动作为主，手臂同时摆动，腰部配合上下肢活动而扭动，腹部肌群收缩以帮助提腿。同时，跳绳时呼吸加深，胸背、膈部所有与呼吸有关的部位都参加了活动。因此，跳绳时大脑处于高度兴奋状态，经常进行这种锻炼，可增加脑神经细胞的活力，有利于提高思维能力。

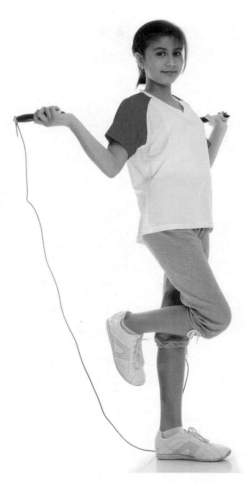

中医认为，跳绳时，足部和手部的穴位都得到刺激，从而疏通手足部经脉，促进身体经脉的气血循环，达到醒脑、健脑的作用。

乒乓球

在所有球类运动项目中，乒乓球的速度是比较快的。由于球体小而轻，攻防转换迅速，所以要求在最短的时间内调动视觉、听觉等感觉器官，对变化着的来球作出准确的判断和反应。这能很好地锻炼人的反应能力，锻炼人脑对周围事物的灵敏度。所以，打乒乓球可以预防脑痴呆，延缓脑动脉硬化。

羽毛球

羽毛球运动器材简单，携带方便，容易掌握，室内、室外均可进行。其运动量可大可小，适合老年人锻炼。经常打羽毛球可增强腰背、腹肌和四肢肌肉的力量，提高大脑皮质的兴奋性。

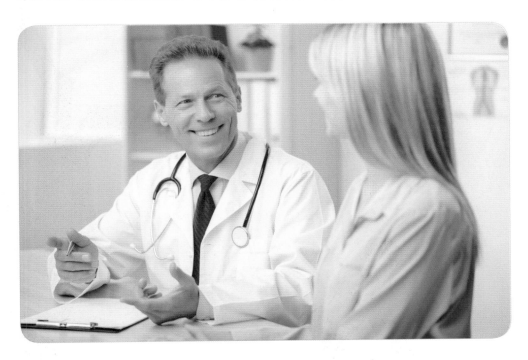

门球

门球运动量不大、安全性高，通过走步和屈体击球等动作，锻炼臂、腿、腰。门球活动可以健身健脑，促进全身血液循环，可以增强和保持脑细胞的活力，调节情绪，是有益于老年人身心健康的体育活动。

相关专家研究发现,骑自行车时,人体会分泌一种"快乐"的荷尔蒙,这种荷尔蒙使人心胸开阔,神清气爽。同时,这项运动既能提高注意力,也锻炼了手脚配合的协调性,并通过运动加快了血液循环,使大脑摄入了更多的氧气。

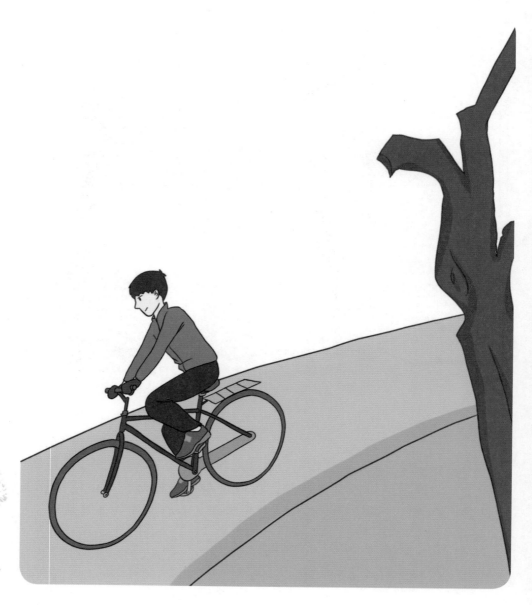

🌱 快步行走

　　快步行走可使人获得理想的耐力，并且没有损伤骨骼和肌肉的危险。走路时跨大步，保持速度，挺胸抬头，肩部保持放松状态；收缩腹部；双臂紧靠身体，手肘轻松地弯曲 90 度，靠近身体来回摆动；每跨出一步，按先脚跟，然后脚掌，再脚尖的顺序着地，可以达到理想的运动效果。快步行走这种有氧代谢运动要注意以下三点：一是每周快步行走保证 3 ~ 5 次；二是每次运动保证 20 ~ 30 分钟；三是每次以快速的步伐走完 5 千米 ~ 8 千米。只有这样，才能达到锻炼身体的目的。

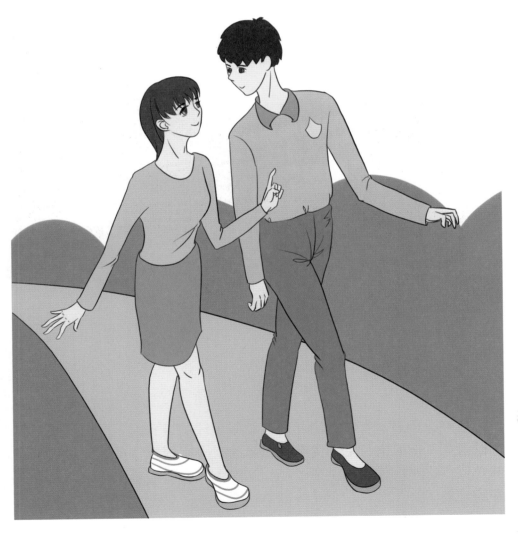

大病不缠身，先护心脑肺 ◎ 健脑篇

5. 运动手指，活心健脑

俗话说"心灵手巧"，是有一定道理的。医学研究证明，手指功能的技巧锻炼可促进思维，健脑益智。以下几种运动手指的方法值得尝试。

打算盘

专家认为，在健脑益智方面，算盘是一种行之有效的工具，它能充分锻炼手指，从而刺激大脑，其作用远远大于计算机。

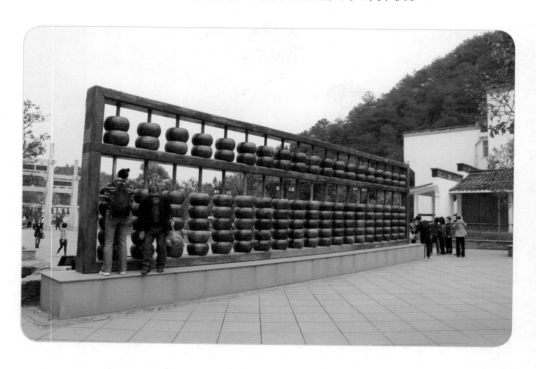

握健身圈

最好选用表面有粒状突起的硬橡胶制成的健身圈。握健身圈不仅可以锻炼手部肌肉，活动关节，而且通过五指捏握，可进一步刺激手部穴位，这对促使脑部供血通畅、消除大脑疲劳、增强思维能力有良好的效果。

弹琴

弹琴是一种很好的手指运动，尤其是需要左右手并用的电子琴、风琴、钢琴等。随着双手十指的精细运动，大脑皮层相应部位的神经细胞能够获得良好的刺激。

🌱 玩健身球

常见的健身球有空心铁球、石球、玉球等。锻炼时，手持两个健身球，沿顺时针或逆时针方向有节奏地转动，每次练 10 分钟，每天练数次。健身球主要是增强指、腕关节的韧性、灵活性和协调性，可增加指力、掌力、腕力，对预防老年人手抖及指关节和腕关节僵直有好处。健身球通过刺激手掌穴位，可反射性地调节中枢神经系统的功能，起到健脑益智、消除疲劳的作用，同时还有舒经活血、强筋健骨的功效。

大病不缠身，先护心脑肺◎健脑篇

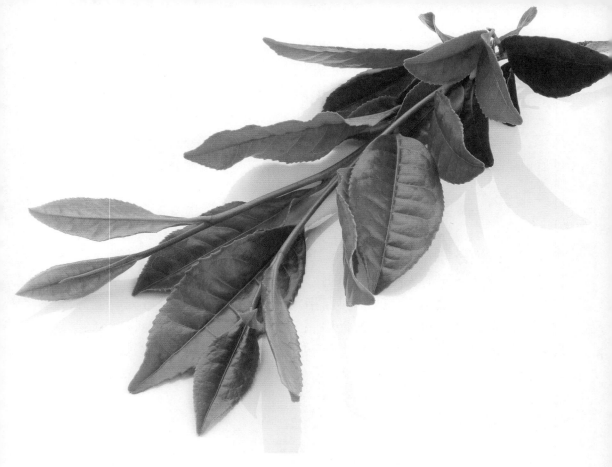

第四章

愉悦脑细胞，

快乐情绪能够取悦大脑

外界对人体各种感官的刺激，都会转化成神经冲动传到大脑，经过脑的加工形成人的各种感觉。其中视觉占有较大的比重，而且刺激的信号越复杂，大脑皮层的兴奋区域越广泛。愉快的刺激亦会带来对大脑有益的作用，对中老年人延缓神经功能衰老退化是有帮助的。因此，我们完全可以将健脑融于娱乐之中。书法、钓鱼、养鸟、下棋等娱乐活动都有健脑作用，还能丰富老年人的晚年生活。

1. 养花养草，练手练脑

养花既能锻炼身体，又能调节情志，对健脑健身极为有利。

养花养草需要移栽、松土、施肥、浇水、修剪等劳动，进行上述劳动需要全身不停运动，从而达到舒筋活络、锻炼身体的目的。

养花养草还需要一定的知识。如对花草的光照、温度、土壤、水分、营养等知识都需要有一定的了解。而掌握以上知识，只有多动脑、勤思考才能完成。

种养花草的过程，实际上就是在同花草培养感情的过程。从幼苗到开花结果，你花费了心血和精力，当它们茁壮生长，开出鲜艳欲滴、赏心悦目的花朵时，你在观赏它那耐人寻味、百看不厌的花形花姿时，你就会陶醉在其中，这就促使你消除烦恼，心情舒畅，把不愉快的事抛在脑后，精神得到了安慰。这样既调节人体神经系统功能，又提高肌体免疫力，为防病和促病自愈提供了有利条件。

古人云："我养花，花也养我"，"花如人，人似花"。自古以来，人世的盛衰荣枯，人情的喜怒爱恨，无不寄寓于花，象征于花，寄情于花。花为人们洗涤心灵，排解人们的忧郁和烦恼，启迪人们的心智，促进人们的身体健康。

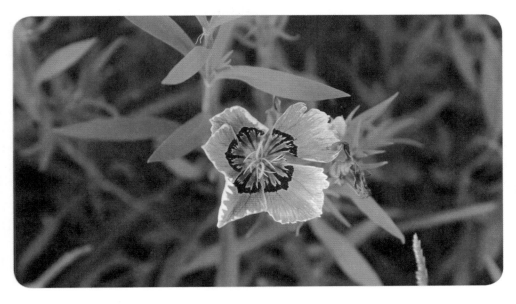

大病不缠身，先护心脑肺◎健脑篇

2. 养鸟遛鸟，健体益智

鸟类一直以来都是人类的朋友，是天空中的精灵。很多鸟类羽毛艳丽、鸣声清脆悦耳，不仅可以美化人的生活而且能够让人心情舒畅，尤其对于生活孤独的老年人，养鸟更加具有特殊的作用和好处。

愉悦身心

观看小鸟美丽的羽毛，听到它们动听的歌唱，会给人带来喜悦的心情。尤其是老年人，当看到自己耗尽心思喂养、训练的小鸟变得可爱、

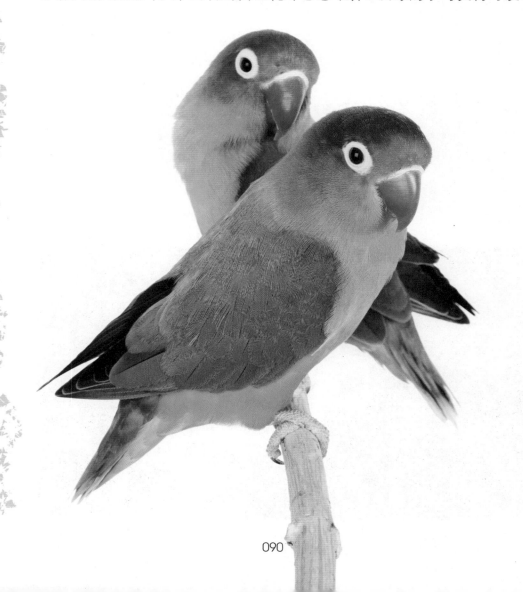

懂事又听话的时候，他们会产生一种强烈的满足感，这对于老年人的健康极有好处。把自然中美丽的动物带在身边，会激发起他们对自然和生活的热爱，对于老年人的养生有很大益处。

充实生活

把小鸟当作宠物养在家里可以充实老年人的生活，让他们寂寞、枯燥的老年生活充满乐趣，从而也可以消除他们心理上的孤独。老年人茶余饭后遛遛鸟或逗逗鸟，教它们说话或者训练它们其他的本事，既是对自己的一种考验和挑战，也是一种娱乐和消遣，这会给老年人带来极大的生活热情和动力，振奋老年人的精神，让他们充满活力，有助于他们身心的健康。

健体益智

养鸟的老人会为了给自己的爱鸟买一只合适的鸟笼而到处转悠、精心挑选，会耐心、细致地配制鸟食，并且会在特定的时间里拎着鸟笼到清静、幽雅的地方去遛鸟，整个人都处在一种活动的状态中，而且拎着鸟笼遛鸟的过程，老年人的身体会配合地做各种运动，这样既锻炼了他们的体力，起到健体的作用，又可以有益智的效果，促进大脑的活动。

扩大交际圈

老年人由于身体或其他方面的原因往往长时间待在家里，不参加社会活动，缩小了交际的圈子，对身心健康很不利。通过养鸟、遛鸟，老年人可以跟有共同爱好的人交流心得，不仅可以增长知识，还可以扩大交际圈，使自己重新回到社会集体中，对身心健康很有帮助。

由此可知，养鸟不仅可以丰富生活，享受闲适，还能使大脑用而不废，对健康长寿大有好处。

3. 静心垂钓，愉悦心脑

垂钓是一种充满趣味，充满智慧，格调高雅，有益身心的活动。

垂钓之处草木茂盛，散发出氧气、负离子、杀菌素和芳香等物质，吸入这些清新的空气，有益大脑健康。

钓鱼能培养耐心。俗话说："钓鱼莫着急，全在好脾气。"钓鱼的时候，不能瞻前顾后、急于求成，只能耐心等待。

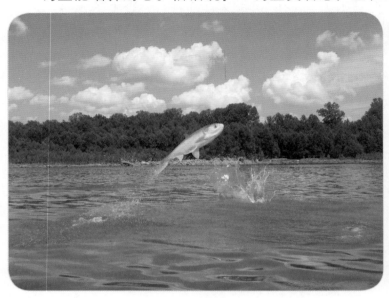

钓鱼能平静内心。在青山绿水之间，沐浴着和煦的阳光，甩竿投钓于湖塘沟渠，眼睛紧盯着浮漂物，此时会自然而然排除心中杂念，精神高度集中，烦恼、忧愁都抛于脑后。这与气功中排除杂念，意守丹田，有异曲同工之妙。

在整个钓鱼过程中，垂钓者不断地甩竿、投食，或蹲或站，经常改变各种姿势，使全身各部位的机能得到锻炼。这些动作是在不知不觉中完成的，这是任何体育运动都不能相比的。

河湖垂钓，视野广阔，可看到水中映影，花丛蝶飞等美景；又可听那潺潺水声，呼呼风声，沥沥雨声等等，此皆可调节视听，使人耳聪目明。

如果偶尔钓上几条鱼，会使人异常兴奋，这种乐趣会在脑海中经久不忘，无法用语言尽表。

总之，垂钓能陶冶性情，提高情趣，增进健康，老年朋友空闲时不妨经常操起鱼竿，它将给你带来无穷的乐趣。

下棋是一种有利于身心健康，延年益寿的文体娱乐活动。尤其对于中老年人来说，经常下棋，好处多多。

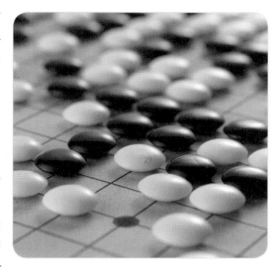

下棋可修身养性。不少老年人患有慢性病，如高血压、心脏病、肺病等，不宜进行激烈的体育活动，往往需要安心静养，或动静结合，以利于身体的恢复，而下棋只需一张桌子数把凳子，闲时对弈，谋定而动，成竹在胸，谈笑之间分出高下，性情从中得以陶冶。

下棋能健脑防衰。对弈是一种充满乐趣的有意义的脑力游戏。棋盘之上，虽然只是寥寥数子，却是韵味无穷。两军对垒，是智力的角逐，行兵布阵，是思维的较量。老年人经常下棋，能锻炼思维、防止脑细胞的衰老。

下棋能活跃脑细胞，还能提高思维能力。同时，作为一种有益身心健康的活动，它还可以培养顽强的毅力、良好的道德情操。

下棋使人身心愉快。退休后的老人，难免会感到孤独寂寞。外出走走，与棋友会会，也是一种有益的社交活动。如此，可增进友谊、消除孤寂感，使身心舒畅。

下棋虽然对老年人的身心有好处，但应该注意以下几点。

首先，不要计较输赢，若对胜负看得过重，耿耿于怀，反而会导致心情郁结，气血不畅，劳神伤身。

其次，对弈之际，忌耗神过度，应适可而止，否则也对身心不利。

再次，不可以棋为赌，否则，由小赌到大赌，最后不可收拾。在下棋之余，应该培养一些其他的爱好，如散步、养花、养鸟等，相得益彰，更有益于身体健康。

5. 轻歌曼舞，健身健脑

跳舞是一种集运动和娱乐于一身的活动，也是一种健脑益智的运动，深受人们的喜爱。可以根据自身的健康状况，选择适合自己锻炼的舞蹈，如民族舞、秧歌、交谊舞等。

跳舞是一种间接的健脑运动，身体的平衡，手脚的配合都需要大脑的参与。在跳舞的过程中，人的注意力会集中在听力记忆和舞姿记忆上，经过练习，对脑神经不断的刺激，来减缓记忆力的减退，达到健脑效果。经常跟着音乐摆动身体，大脑思维变得清晰、灵活。一项数据研究显示，经常跳舞能让老年痴呆症的患病率下降 76%。

跳舞能锻炼身体，有益健康。跳舞是全身性运动，会动用全身大部分肌肉，不仅能增强肌肉力量，增加耐力，还可改善体型。经常跳舞还能舒活筋骨，减少因运动不足而导致的腰酸背痛等问题。

跳舞可以陶冶情操，愉悦身心，缓解紧张，消除压力，促进身心健康，使自己在心理上变得更年轻，更有活力。

长期坚持跳舞，可以增强肺活量，加强心脏储备能力，还能增强身体抵抗力，降低患心脏病、高血压及糖尿病等慢性疾病的风险。

舞蹈与音乐是孪生兄弟，在优美的音乐旋律中翩翩起舞，不但使人感到心旷神怡、悠然自得，还可以消除疲劳、有助睡眠。

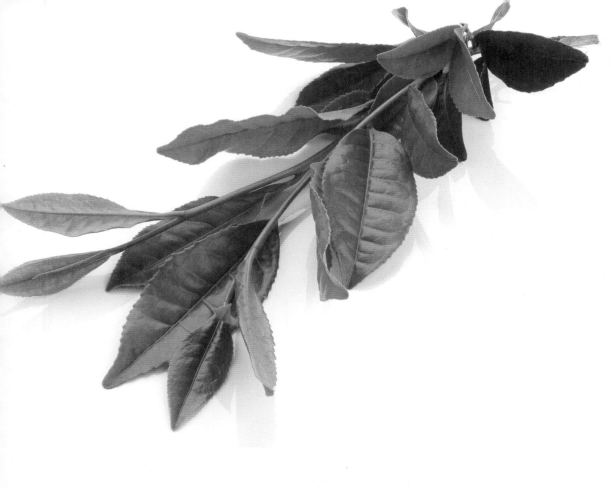

第五章

延缓大脑衰老，

从生活细节中入手

　　大脑是人体的一个特殊器官，它既是身体的一部分，更与听觉、嗅觉、视觉、记忆、语言等功能密不可分，脑健康，身体才会健康。因此，认识脑、养护脑、保健脑极为重要。在生活中要科学养生，合理用脑，不为物累，心意坦然，才能延年益寿。

1. 充足的睡眠是养益大脑的良方

充足的睡眠同吃饭和喝水一样重要。人在 30 天内不吃食物可以存活，但若 10 ~ 14 天不睡觉就可能会死亡。失眠者的衰老速度是常人的 3 倍，睡眠障碍的危害已经大大超过了吸烟。可见，充足的睡眠对大脑养护非常重要。

具体来说，充足的睡眠对大脑的好处主要体现在以下几个方面。

延年益寿

美国研究发现，每晚睡眠不足 6 小时，较每晚睡眠 7 ~ 8 小时的人死亡率高 70%。因此，睡眠不足会缩短人的寿命。

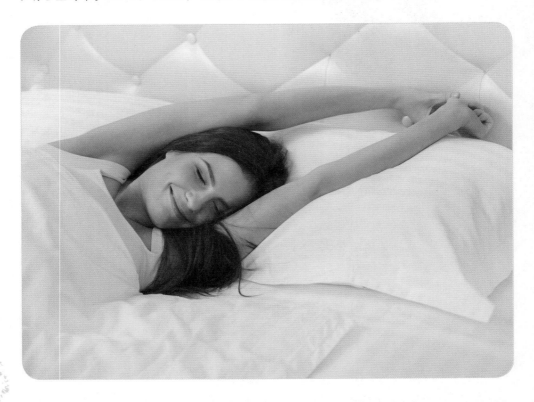

睡眠是彻底的休息，睡眠是人恢复体能的重要机制之一，睡眠充足，才能延年益寿。

🌱 预防疾病

睡眠充足才有精气神，身体才有抵抗力。研究发现，人在睡眠时，肾上腺皮质激素、生长激素分泌量会增多。这说明睡眠能直接影响人的各种生理功能。

🌱 补充大脑能量

人在每天的工作、学习、生活中，都要消耗脑细胞中所储存的能量，只有通过酣畅的熟睡，才能得到补充。医学研究表明，睡眠可以使人体内的糖原得以恢复。尽管糖原仅向脑细胞供应 6% 的能量（其余由葡萄糖供应），但它的作用就像不间断的电源一样。大脑本身不会以脂肪为原料，糖原就成为神经元唯一不间断的能源，而睡眠能降低能源的消耗，对大脑神经细胞有保护作用。

🌱 提高记忆力

睡眠可提高大脑的思维和记忆能力。睡眠有助于神经细胞对积累下来的各种信息进行加工管理和储存，有助于巩固记忆，提高工作和学习效率。

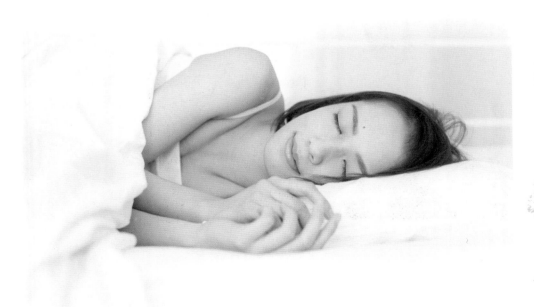

2. 多动脑，大脑才会越用越灵活

一般来说，人到中老年后，大脑功能退化开始明显，表现为记忆力减退、意识呆滞、思维障碍等。造成这种情况的主要原因之一是这些人不常用脑。

大脑长期不用会"生锈"。"生锈"以后，要恢复到原来的水平，是非常困难的。因此一定要经常使用大脑，这才是积极、有效的保护大脑的方法。

有关调查资料显示，九成以上的老年痴呆都属于脑机能"老化、废用型痴呆"，多数患者整天躺在电视前看电视，生活中缺少朋友，不喜欢去人多的场所，也无种植花草等兴趣。而爱学习、喜欢动脑的老年人发生痴呆的概率非常小。

日本一位科学家用超声波测试发现，勤动脑、多思考的老年人，脑血管多呈扩张状态，脑组织有足够的血液供给，为延缓大脑衰老提供了物质基础。研究人员还发现，人用脑时血液循环加快，体内的生物代谢旺盛，有益于兴奋脑细胞的激素，如脑啡肽、乙酰胆碱、核糖核酸等活性物质增加，使大脑越用越发达，越用越灵活。

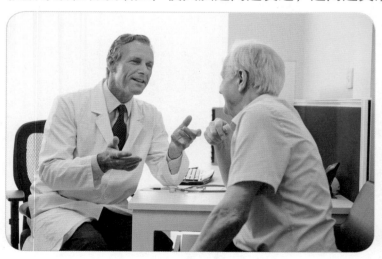

因此，保护大脑的最好办法就是多动脑、勤思考。脑子就好像机器，不动就容易生锈。尤其对于老年人来说，多动脑还能预防老年痴呆。建议老年人平常可以画画、写作，或者看书、读报，也要多多接受外界的信息，多跟人交流、沟通。

3. 大脑不废用，使用有技巧

大脑虽然越用越灵活，但是要讲究方式方法，否则，可能会造成不必要的后果。这就涉及科学用脑的问题了。如何科学用脑呢？可以从以下几个方面入手。

安排合理的作息

合理的作息，就是按照大脑生理活动的规律来延缓和消除脑力疲劳，这是提高学习和工作效率的一种用脑诀窍。

用脑 30 ~ 45 分钟后要休息 10 分钟。大脑能集中精力的时间最多只有 25 分钟，这是对成年人而言的，所以学习或工作 30 ~ 45 分钟后就应该让大脑休息 10 分钟，你可以用这段时间喝水、上厕所、做家务等，10 分钟后再继续学习或工作。

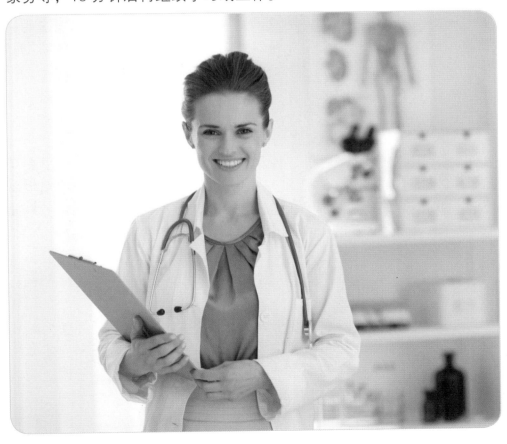

大病不缠身，先护心脑肺◎健脑篇

开发右脑，与左脑共同发展

人的大脑是分左右脑的，有着各自独立的功能。左脑主要负责理解、记忆、判断、排列、分类、分析、书写、推理、抑制等，思维方式具有连续性和分析性。右脑主要负责空间形象记忆、身体协调、想象、灵感、顿悟等，思维方式具有无序性、跳跃性、直觉性等。

随着我们所学的知识越来越多，理论性越来越强，逻辑思维活动占据了主要地位，结果是左脑得到了充分的开发利用，右脑却被闲置了。也就是说，现在存在着一种荒废右脑的现象，我们的大脑只用了一半。因此，我们的想象力和创造力也就受到了束缚。开发、锻炼右脑的方法很多，比如：在公共汽车上，用左手抓握扶手；平时用左手拿取物品（如提书包等）或经常活动左手；练习用左耳听音乐；用左脚或左手做球类运动；记下做梦的具体内容，讲给别人听；跑步时，要努力模仿运动员的优美姿势，尽量使自己的跑步姿势优美等。

开发自己的右脑，与左脑共同发展，会使我们的大脑更加聪明。眼看、手写、耳听、口念，加强对大脑的刺激，动员大脑的各部位协同合作，接受和处理信息，最大限度地发挥整个大脑的功能。

张弛有度

古人讲"一张一弛，文武之道"，用脑也是这样。"张"和"弛"可使大脑不同功能区域轮流工作和休息，这样可预防脑疲劳，提高用脑效率。这里所说的"张"，就是在用脑时应该保持注意力高度集中。"弛"就是要善于休息，用脑超过了一定限度，不仅效果不佳，反而适得其反。所以，如果我们在工作和学习中遇到难题，可以暂时放一下，一直思考并不是好的方法。

保持良好的情绪，愉快用脑

紧张、焦虑、苦闷和悲伤会使脑细胞的能量过度消耗，使大脑处于衰弱状态。相反，在心情愉快的情况下，内分泌系统增强，使体内血糖含量增加，脑神经细胞兴奋，大脑的工作效率提高。所以，调节好自己的情绪，大脑才能进入高效状态。

生病时不要勉强用脑

人在生病时勉强坚持学习或工作，不仅效率低下，而且容易对大脑造成伤害。因此，生病时应适当休息。

饥饿时不用脑

处于饥饿状态的人，体内血糖要低于正常水平，如果此时再用脑，就会导致大脑营养供应不足。因此，饥饿时不要用脑。

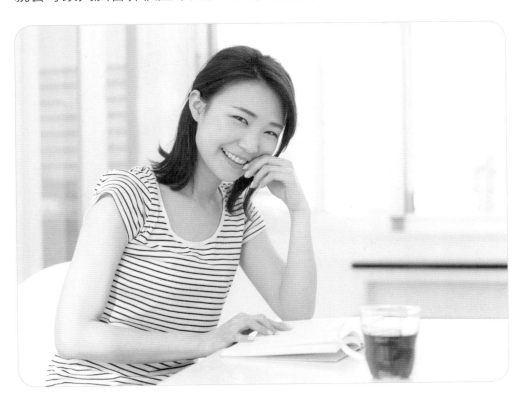

大病不缠身，先护心脑肺◎健脑篇

4. 常按三大穴位，脑好保健康

穴位按摩对大脑也能起到养护作用，经常按摩以下三个穴位，也许会收到意想不到的效果。

推运印堂穴

印堂穴是经外奇穴之一，位于人体的面部，两眉头连线中点。推运印堂穴可消除疲劳、去除烦闷、调和气血、通经活络，适用于长期用脑引起的头昏头胀、记忆力减退、注意力不集中、神经衰弱和失眠等症。

操作方法：取正坐或仰卧位，以一手拇指放于印堂穴，其余四指放于穴位的对面，以拇指内侧直推至发际。反复操作10分钟左右。

督脉有统摄全身阳气、维系一身元气两大作用，而头又为诸阳之会，所以推运印堂穴有调节全身的作用。

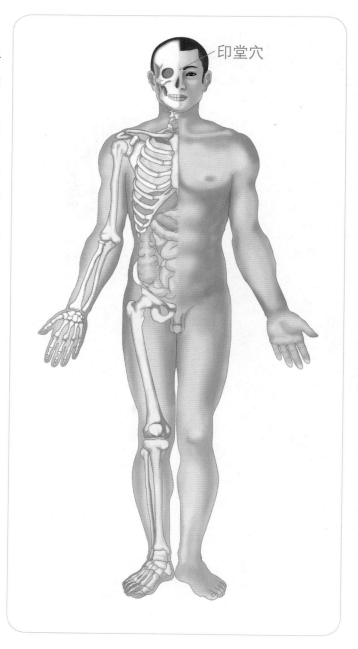

印堂穴

按揉百会穴

百会穴位于头顶正中线与两耳尖连线的交点，处于人体的最高点。百会穴是督脉的主穴，督脉总督一身阳气，刺激百会穴可以提升人体阳气，健脑安神。按揉百会穴可用于缓解用脑疲劳，治疗头痛、头昏、耳鸣、健忘和烦闷等症。

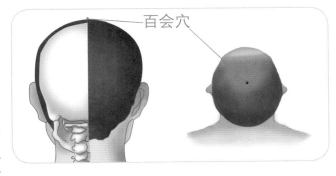

操作方法：患者取坐位或卧位，医者以中指或拇指指端着力于百会穴，由表及里，由浅入深，垂直持续地由轻到重点按，同时轻按微颤，按揉 10 分钟。患者可感觉有温热从头向后背及下肢传导，并感觉气往上提。也可自行点按百会穴。

指压劳宫穴

劳宫穴属手厥阴心包经。劳宫穴在手掌心，在第 2、3 掌骨之间，偏于第 3 掌骨，握拳屈指时，中指点于掌心的位置。指压此穴位可以清心火、除烦躁、消除精神疲劳，是一种简单有效的健脑方法。可根据具体情况，任选下列一种方法对劳宫穴施加刺激。

拇指按摩法：用左（右）手拇指按摩右（左）手的劳宫穴，这种方法取穴准确，用力程度易于掌握。

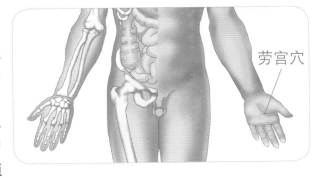

指尖按摩法：用左（右）手中指或无名指的指尖对准右（左）手掌心，进行按摩，可刺激劳宫穴。

硬物按摩法：用手中把玩的适宜硬质物品如随身携带的打火机及核桃、健身球等揉搓触碰掌心，能起到刺激劳宫穴的作用。

推拿耳郭健脑法简单易行，尤适合中老年人，每日坚持推拿一次，可收到健脑益智的效果。

（1）两手掌心紧贴两耳，指尖向后，两手食指和中指敲击脑后枕骨15次，然后掌心反复按压耳郭15次。重复操作2分钟。

（2）两手食指分别轻轻插入两侧外耳孔（指甲要修平），如同拧螺丝一样重复转动2分钟。

（3）两手掌心分别沿两侧耳郭前后方向来回推擦，重复操作1分钟，以耳郭发热为宜。

（4）两手拇指指腹和食指内侧分别夹住两侧耳垂，进行有节奏地揉按。重复操作2分钟。

（5）两手拇指指腹和食指内侧同时夹住两侧耳轮（耳郭最外圈的卷曲部位），顺时针提拉旋转15圈（提拉的力量以不使耳郭感觉疼痛为宜），再逆时针提拉旋转15圈。

（6）先用食指指尖在耳郭上寻找痛点，找到本人觉得最敏感的穴位也可。再用食指尖按压痛点或敏感点2分钟，按压力量以按压处有轻度胀痛为宜。

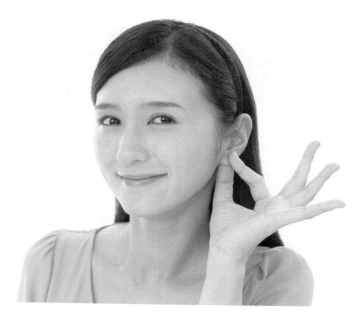

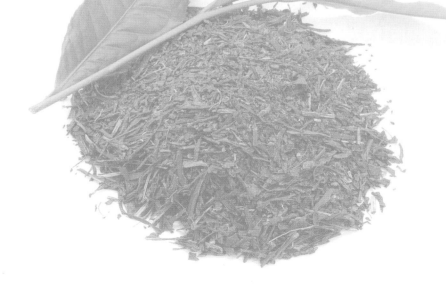

润肺篇

中医认为，气是维持人体生命活动的重要物质。清代医家陈修园在《医学实在易》中指出："气通于肺脏，凡脏腑经络之气，皆肺气之所宣。"

肺主一身之气和呼吸之气。肺的呼吸功能正常，是气生成和气机调畅的根本条件。如果肺主气的功能失调，不仅会引起呼吸异常，如咳嗽、气喘等，而且还会影响宗气的生成，导致呼吸无力、少气懒言、语音低微等。因此，养好肺至关重要。

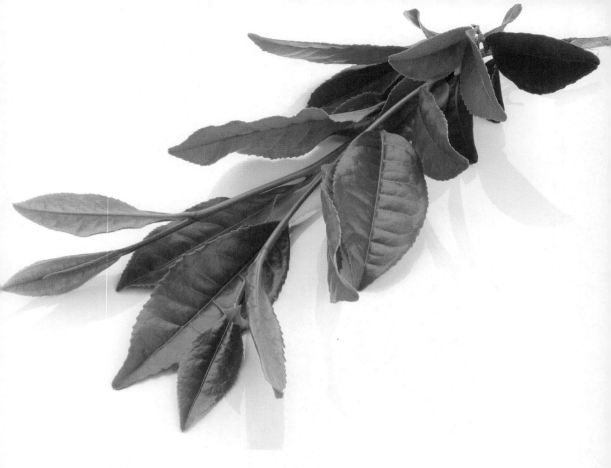

第一章

肺是人体"娇脏"，

需时时养护

在现实生活中，环境污染严重影响肺，致使呼吸系统功能降低、免疫功能下降，从而引发许多疾病，进而影响我们的工作、学习、生活。所以，要想健康长寿，离不开对肺的养护。

1. 影响肺部的环境因素

外界环境很容易对肺造成伤害，影响肺的正常运作。哪些环境因素会对肺造成伤害呢？

🌱 **燥和寒**

中医认为，肺叶娇嫩，不耐燥和寒，而肺又与外界相通，外邪很容易伤肺。如秋天雨水较少，天气干燥，人体容易虚火上炎出现秋燥，秋燥易伤肺，肺气太强，容易导致身体的津液不足，出现皮肤干裂，口干咽燥，咳嗽少痰等各种病证。又如冬季天气寒冷，寒邪最易经口鼻入袭而侵犯肺，导致肺的宣发功能障碍而出现胸闷鼻塞、津液凝结、恶寒发热、无汗等症。

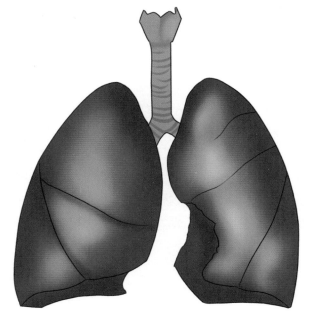

🌱 **污染的空气**

外界环境空气质量的好坏对肺脏有直接的影响。雾霾、粉尘、长期吸烟或被动吸二手烟都会伤害肺，清气不能吸入，浊气无法排出，导致血液无法正常循环。

研究指出，打印机等现代办公设备会散发出对人体有害的气体，可能会造成呼吸困难。长时间在这种环境下工作，还会导致肺部疾病的发生。

对于家庭主妇来说，长时间接触厨房的油烟，也会给肺部带来伤害。厨房油烟就是室内危害肺部健康的元凶之一。长期吸入厨房油烟可引起鼻炎、咽喉炎、气管炎等呼吸系统疾病，甚至导致哮喘恶化，从而增加患肺癌的机率。

在日常生活中，由于居室通风不畅难免会积存异味。因此，许多人希望借助空气清新剂来驱走异味，改善空气质量。实际上，空气清新剂不能改变空气的质量，因为它是用另外一种气味来掩盖空气中的异味。市场上销售的空气清新剂归纳起来有气态、液态和固态三类。气态的空气清新剂有臭氧和负离子两种类型；液态的空气清新剂主要是香料溶于有机溶剂制成；固态的空气清新剂主要有卫生香和熏香两类。使用时通过散发香气来掩盖异味，并不能与导致异味的气体如氨气、硫化氢等发生反应，也就不可能分解或清除这类有害气体。

因此，空气清新剂只能混淆人的嗅觉，并不能真正起到清洁空气的作用。过分依赖或过多使用空气清新剂，有可能对健康造成危害。

我们都知道，干燥的环境让人感觉皮肤紧绷、口舌干燥等，利用加湿器则可以改善干燥的室内环境。专家指出，加湿器使用不正确，非但不能净化空气，反而会增加患呼吸道疾病的可能性。使用加湿器时，一定要做到定期清理，否则加湿器中的真菌等微生物随着气雾进入空气，再进入人的呼吸道中，容易患肺炎。此外，空气的湿度也不是越高越好，冬季，人体感觉比较舒适的湿度在 50% 左右，如果空气湿度太高，人会感到胸闷、呼吸困难，所以加湿要适度。

用人造板制造的家具以及墙纸、化纤地毯、泡沫塑料、油漆等大多含有甲醛成分，对人体健康危害较大。

2. 损害肺部的行为习惯

在日常生活中，人们的许多不良习惯都在悄无声息地损害着肺部的健康，现在我们将其一一找出来，以引起大家注意。

饮水不当

在快节奏的现代社会中，大多数人每天的饮水量偏少，很多人常常口渴了才喝水，殊不知，这种行为对肺伤害很大。中医认为，肺主呼吸，而要保持呼吸顺畅，则需要充足的水分来濡润、保护肺脏。当然，饮水也不可过量。中医认为，"肺居五脏六腑之巅，形如华盖，其气以下行为顺"。如果超量饮水，就会超出肺的肃降和宣发功能，导致水液积聚，肺气停滞不下，从而损伤肺功能。

吸烟

众所周知，吸烟有害健康。吸烟对肺的影响主要体现在：香烟点燃后产生的烟雾中含有几十种有害物质，包括一氧化碳、尼古丁等。这些有害物质被人体吸入后，会大大增加患肺癌的概率。可以说，每日吸烟的量越多，吸烟的时间越长，对肺的伤害越大。另外，吸烟还会导致慢性气管炎、咽炎等疾病。因此，要让你的肺不生病，必须戒烟。

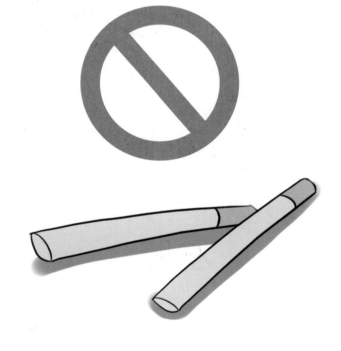

大病不缠身，先护心脑肺 ◎ 润肺篇

生气

研究人员发现，肺功能会随着年龄的增长逐渐减弱，并且生气会加速这一过程。生气的时候，情绪就会变得冲动，呼吸会变得急促，甚至出现过度换气的现象。此时肺泡不停扩张，没时间收缩，肺就得不到该有的休息和放松，从而危害肺的健康。

悲伤忧愁

中医认为，肺在志为忧，忧思伤肺。过度忧愁的人往往容易患肺部疾病。过度悲伤忧愁会使肺气受损，肺脏虚弱就会出现咳嗽、气喘等症；相反，肺气虚弱的时候，人对外界刺激的耐受度降低，容易产生悲观情绪。

因此，只有改变这些不良习惯，加强肺部的健康调养，才能增强肺部的抵抗能力。

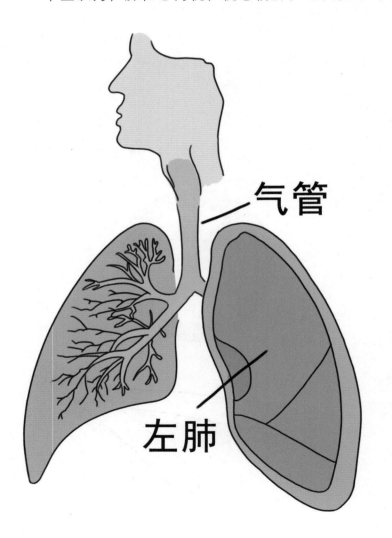

气管

左肺

❤ 3. 养肺护肺的四个关键点

专家指出，养肺其实并不难，可以从运动、饮食、起居、心神这四方面下功夫，并且做到持之以恒，就能达到良好的养肺效果。

🌱 运动养肺

要促进肺功能，最根本的是要坚持锻炼身体，全面增强体质。如步行是最简便、安全的运动，每天保证半小时为宜。

🌱 饮食养肺

肺喜滋润，恶干燥。蜂蜜能清肺润燥。百合、薏米仁、淮山药能补益肺气。玉米、大豆、冬瓜、西红柿、豆腐、黑豆、藕、甘薯、梨、猪皮、海参、贝类等食物也可滋养肺。此外，要尽可能少食辛辣食物，不宜多吃烧烤、火锅，忌食油腻厚味。

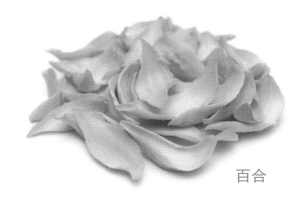

百合

🌱 起居养肺

中医认为，肺属阴，最怕寒。因此，生活中应注意保暖、避风寒。盛夏季节，不可图一时之快猛吃冷饮，或把后背对着空调或风扇吹，很容易伤肺。

🌱 心神养肺

中医认为悲伤肺，也就是说，经常生气或紧张，容易对肺造成损伤。肺喜快乐，经常笑一笑能使胸廓扩张，增大肺活量。特别是开怀大笑能宣发肺气，使肺吸入足量氧气，呼出二氧化碳，加快吐故纳新，消除肺部疲劳，增强活力。

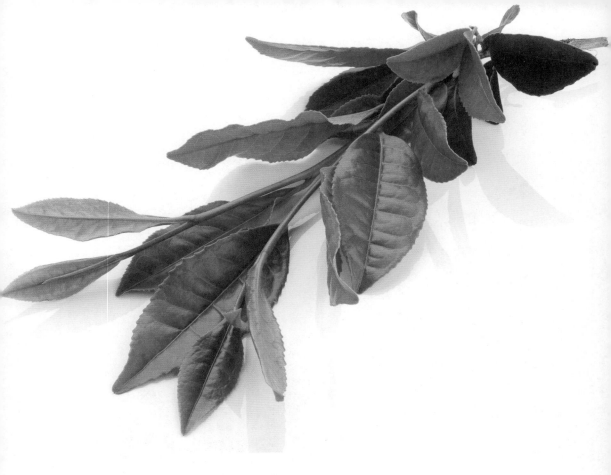

第二章

吃得好不如吃得对，
养肺护肺应这样吃

中医一向讲究药食同源，很重视通过调节饮食提高人体的抗病能力。因此，通过食疗来达到养肺护肺的目的必不可少。吃什么、怎样吃最养肺呢？在本章中，你就能找到正确答案。

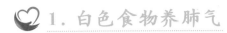# 1. 白色食物养肺气

中医认为肺为娇脏，其位最高，不耐寒热，且肺喜润而恶燥，最易受燥邪伤害，尤其入秋后，气候干燥，肺最容易被伤害。

历代医家认为，白色食物具有补肺气、滋养肺阴等功效。五脏中的肺对应五色中的白色，在季节上对应秋季。因此，中医常以白色食物防燥润肺。

 梨

梨味甘、微酸，性凉，入肺经和胃经，具有生津、润燥、清热、化痰、解酒等功效，常用于热病伤阴或阴虚所致的干咳、口渴、便秘等症。因此，在秋季或天气干燥的时候应多吃点梨。梨润肺效果好，但也应注意以下几点：梨性寒凉，一次不要吃太多；脾胃虚弱的人不宜生吃梨，可以将梨去皮核，放入碗中，加入适量蜂蜜，放入锅中蒸熟食用；吃梨时，不要喝热水，不可吃油腻食物，否则容易腹泻。

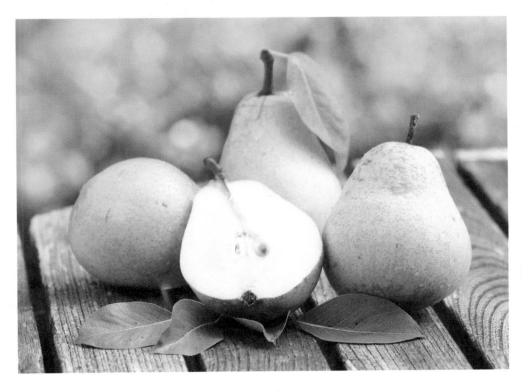

大病不缠身，先护心脑肺 ◎ 润肺篇

白萝卜

白萝卜性凉，味辛，入肺、胃二经，具有利小便、消积食、化痰热等功效。对急慢性咽炎有很好的治疗作用，可以缓解咽痛、咽干等症状。

银耳

银耳含有蛋白质、脂肪、多种氨基酸和矿物质等，营养价值很高。它具有滋阴、润肺、益气、补脑和强心等功效。

有人用热水泡发银耳，因为热水泡发的速度快，但是这样会影响

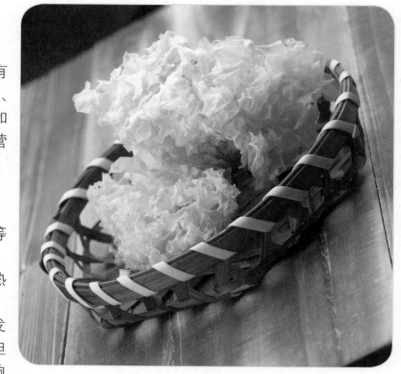

银耳的口感。正确的做法是用凉水泡发，泡发后应去掉淡黄色的根部。

百合

百合性平，味甘、微苦，具有润肺止咳、清心安神的功效，对肺热干咳、痰中带血、肺弱气虚等症都有良好的疗效。

其他的白色食物还有花椰菜、蘑菇、甘蔗、山药、白芝麻等。

白色食物大多偏寒凉，生吃容易伤脾胃，对于脾胃虚寒的人表现为腹胀、腹泻等，这些人最好将其煮熟后再吃，可中和其寒凉之性，既养肺又不伤脾胃。

2. 辛味食物宣肺气

唐代医家孙思邈在《千金要方》中指出："夏七十二日，省苦增辛，以养肺气。"省苦增辛即少吃苦味，多吃辛味。中医五行学认为，夏季心火当令，而苦味食物尽管能清热泻火，却会助心气而制肺气。因此，不建议夏季多吃苦味，以免心火过旺。由于心火能够克制肺金，而辛味归肺经，所以在夏季，尽管天气炎热，人们也应适当多吃些辛味的食物，如萝卜、葱白、姜、蒜等，其有发散、行气、活血、通窍、化湿等功效，可以补益肺气，尤其是肺气虚的人更应如此。

通常，宣肺气效果较好的食物常见的有以下几种。

葱白

葱性温、味辛，归肺经、脾经，具有解表散寒、通阳、解毒的功效。适用于怕冷发热、恶寒头痛等症的治疗和日常保健。

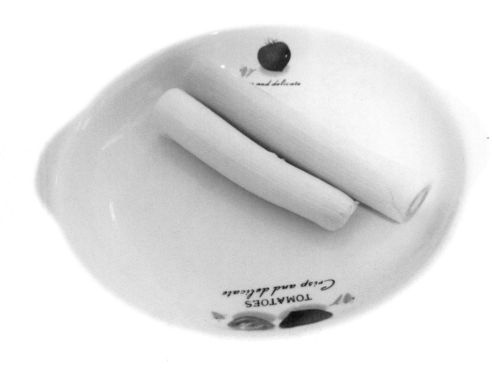

大病不缠身，先护心脑肺 ◎ 润肺篇

生姜

生姜性温、味辛，归肺经、胃经、脾经，具有发汗解表、温肺止咳、温中止呕的作用。适用于恶心呕吐、咳嗽有痰等属于脾胃受寒及风寒感冒等患者的治疗和日常保健。

薄荷

薄荷性凉，味辛，入肝经、肺经，具有疏散风热、清利头目、解表透疹的功效。中老年人夏秋季节吃些薄荷或薄荷粥，可以清心怡神、疏风散热、增进食欲。但本品煮制时不宜久煎，以免减弱药性，且薄荷容易发汗耗气，体虚多汗者不宜选用。

需要注意地是，吃辛味的食物也应结合自身的实际情况进行调整。如今，川菜、湘菜等美食走俏，人们食辣的耐受程度不断攀升，过于强调增辛就可能过犹不及。从理论上说，辣椒属于中医学中所指辛味中口感偏重的一种，不应过食；而葱、蒜较其他辛辣菜品相对温和，可适当多吃，这样才能真正达到养肺气的功效。

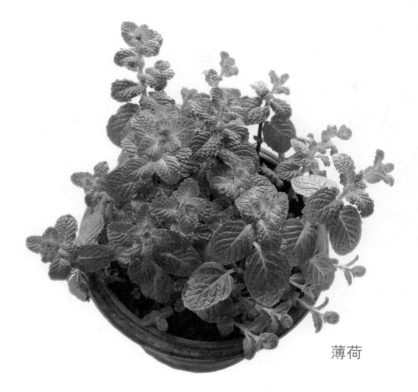

薄荷

3. 推荐四款秋季养肺食谱

秋天是由暑热转为寒凉的季节，时而阴雨绵绵、时而闷热，时而凉风习习，燥而寒凉，乍暖乍寒，气候多变，容易使人感冒。中医根据季节变化对人体的影响规律总结出秋季易损肺气的说法，提示人们在秋天应注意适应天气的变化，保护好肺气。下面推荐几款秋季进补养肺的食谱，供大家选择。

海参冬瓜汤

原料：冬瓜 250 克，猪瘦肉 100 克，海参 50 克，盐适量。

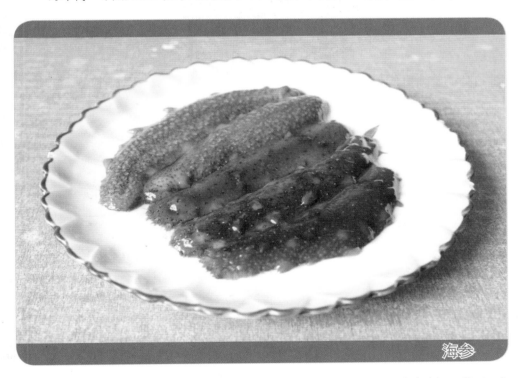

海参

做法：海参泡发后切成块，猪瘦肉切碎，冬瓜切成方块；将上述食材一并用小火炖熟，加盐调味即可。

功效：滋阴补阳，强身健体。

适用人群：老年慢性支气管炎患者可经常食用。

🌱 萝卜炖牛肉

原料：牛肉 100 克，胡萝卜、白萝卜各 200 克，盐适量。

做法：牛肉洗净切块，胡萝卜、白萝卜切块；牛肉炖 2 小时后，将胡萝卜块、白萝卜块放入锅内与牛肉同炖，熟后加入盐调味即可。

功效：补虚清火。

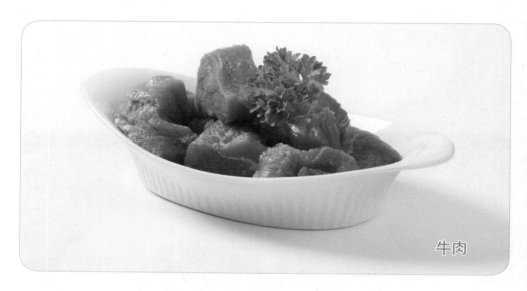

牛肉

🌱 核桃仁炒莴笋

原料：莴笋 300 克，胡萝卜 50 克，核桃仁 50 克，蒜蓉、盐、鸡精各适量。

做法：将莴笋去皮洗净，切成片，胡萝卜切成片；锅内放油烧热，放入核桃仁炒一下，捞出；热锅下油，放入蒜蓉爆香，加入莴笋片、胡萝卜片，翻炒，加入盐、鸡精调味，最后加入核桃仁炒匀即可。

功效：养血益气，温肺定喘，补脑益智。

🌱 莲子猪蹄

原料：猪蹄 2 只，莲子 100 克，盐适量。

做法：将猪蹄切成块，先用小火炖，然后与莲子同煮，烂熟后加入盐调味即成。

功效：补益气血，滋阴养颜，健脾补肾，养心安神。

4. 应对雾霾的饮食攻略

雾霾天让人们苦不堪言，很容易引发咳嗽、支气管炎等疾病。那么在雾霾天里，我们在饮食方面应该注意哪些细节呢？

饮食清淡多喝水

雾霾天的饮食宜选择清淡易消化且富含维生素的食物，多饮水，多吃新鲜蔬菜和水果，这样不仅可补充各种维生素和无机盐，还能起到润肺除燥、祛痰止咳、健脾补肾的作用。

吃具有抗氧化功效的食物

许多蔬菜和水果含有抗氧化物质，如胡萝卜素、花青素等，此类食物包括紫薯、葡萄、柚子、木耳、南瓜、山芋、橘子、胡萝卜、橙子等，适当多吃此类食物，可以多摄入抗氧化物质，提升人体免疫力。除此之外，还要吃些动物内脏，可以保护胃肠道黏膜，喝点绿茶，也能提高人体对抗空气污染的能力。

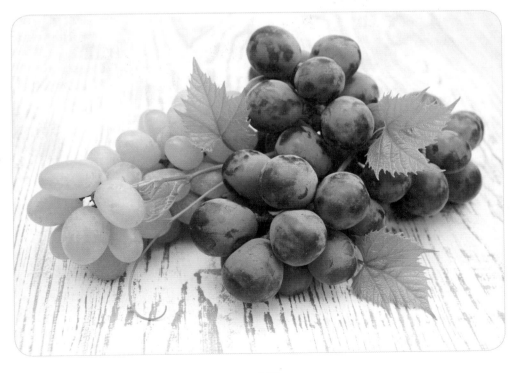

大病不缠身，先护心脑肺 ◎ 润肺篇

吃富含维生素 D 的食物

万物都离不开阳光的照射，经常接受阳光的沐浴，我们的身体才能更加健康。不过，雾霾天空气污染加重，使我们接触阳光的时间减少了。此时，应该从饮食中获取维生素 D，如鱼肝油富含维生素 D 和维生素 A，有助于骨骼发育。此外，还要多吃鱼，如三文鱼、金枪鱼，也可以补充维生素 D。

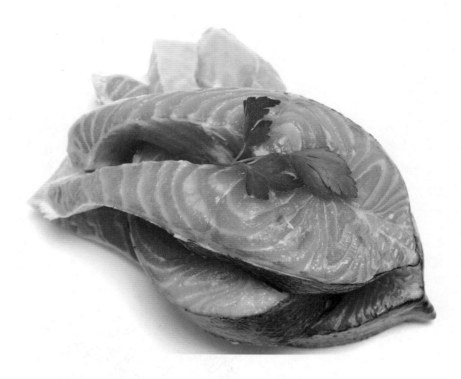

少吃辛辣刺激的食物

许多人认为，辛辣刺激的食物可以增加食欲，尤其是在冬季，雾霾不断袭来，吃热气腾腾的麻辣火锅可以抵御严寒，增强体质。实际上，这种做法是不科学的。在雾霾天气中，人体抵御污染物的第一道屏障就是鼻腔。此时再食用辛辣的食物，会进一步破坏我们的口腔黏膜、鼻腔黏膜、气管黏膜等，从而进一步降低人体抵御空气污染物的能力。因此，雾霾天最好少吃辛辣刺激的食物。

5.清肺润肺，三种中药来帮忙

以下三种药食两用的中药，可以帮你清肺润肺。

蒲公英

蒲公英有"天然抗生素"之称，为中医传统清热解毒药。其味苦、甘，性寒，归肝、胃二经，有清热解毒、消肿散结、利尿通淋等功效。

蒲公英含有丰富的矿物质，特别是钾、钠、磷和铁的含量较高。蒲公英叶子含有比胡萝卜更多的维生素A，也含有维生素B、维生素C和维生素D。

蒲公英整株都可食用。叶子可以像菠菜一样煸炒食用，或是做成沙拉菜肴；根部也可以当成蔬菜食用。

我们在中药店中买到的蒲公英大多为干品，用干品泡茶或熬粥，可清热解毒、利咽消肿。具体做法如下：将15克蒲公英洗净放入锅中，倒入600毫升清水，用小火煮半小时。然后捞出蒲公英，在药汁中倒入50克洗净的大米，熬成粥即成。吃时还可调入少许白糖。蒲公英属苦

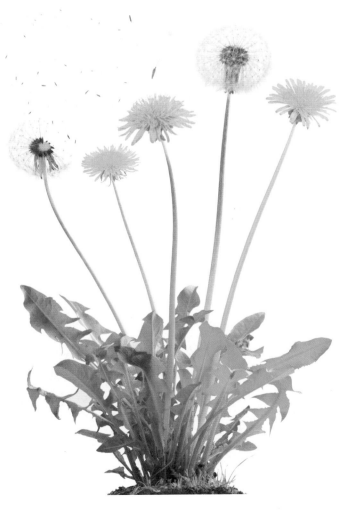

寒之品，适用于热证。脾胃虚寒者，不可服用。

🌱 黄芪

《神农本草经》将黄芪列为上品，为补药之长。黄芪味甘，性温，归肺、脾二经，具有益气升阳、固表止汗、利水消肿、解毒生肌的功效。

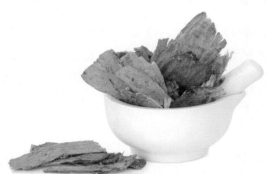

黄芪含有丰富的氨基酸、矿物质、亚油酸、亚麻酸、淀粉酶及活性多糖等成分。

黄芪入菜自古有之。先用少许鸡汤或清水把黄芪泡软，然后与鸡肉片共炒，即成传统药膳黄芪肉片；或与鱼片、笋片一起做成黄芪溜鱼片；也可以把黄芪与枸杞子、淮山药等药材一起放入鸡汤、排骨汤里同煲，阴虚阳亢、内有滞积者，不宜服用。

🌱 百合

百合为补益之品，古有"渗利和中之美药"的誉称。其性微寒，味甘、淡，入心、肺二经。有润肺止咳、清心安神、补中益气的功效。对于老年人来说，百合可用于安养五脏，有补虚损等延年之功效。

百合含有丰富的淀粉、蔗糖、蛋白质、脂肪、胡萝卜素、维生素、钙、铁、磷、钾等营养成分。

百合是较安全并且值得推广的食物，就药理来说，食用无季节之分，但在食疗上则建议选择新鲜百合较适宜。由于其味甘、平的特性，所以适合大多数人食用，并且对健康不会有任何不利的影响。通过凉拌、炒、溜、蒸、炖、煮等烹饪方法，可制成冷菜、热菜、热汤、点心、小吃、冰品等各种美食。风寒咳嗽、中寒便溏者忌用。

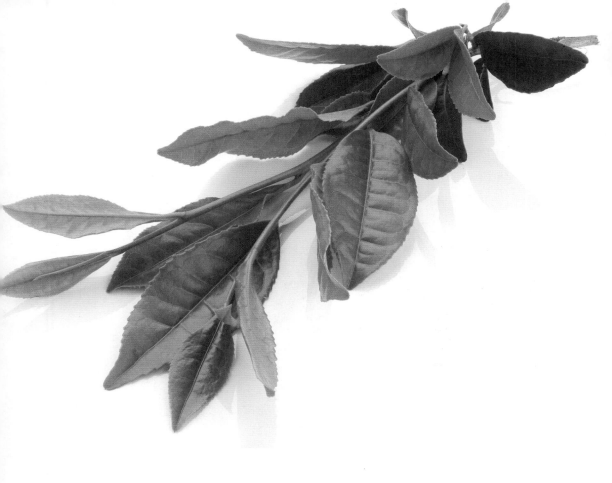

第三章

身体动起来，

强肺又增寿

运动可以增强肺泡的弹性，增加呼吸深度，提高呼吸频率，使呼吸肌得到必要的锻炼，从而令肺部保持健康状态。因此，润肺最直接、有效的方法就是让身体动起来。

♡ 1. 常练太极拳，健身防病两不误

太极拳是我国传统体育项目之一，尤其适合中老年人的生理特点，故有中老年健身"黄金项目"之美誉，深受大众喜爱。

太极拳是一种意识、呼吸、动作密切结合的运动，用意念指挥身体，用呼吸协调动作，融汇武术、气功、导引于一体，是内外合一的内功拳。

太极拳重意念，使神气内敛。练太极拳要精神专注，排除杂念，将神收敛于内，而不被他事分神。保持宁静、乐观，则百脉通畅。

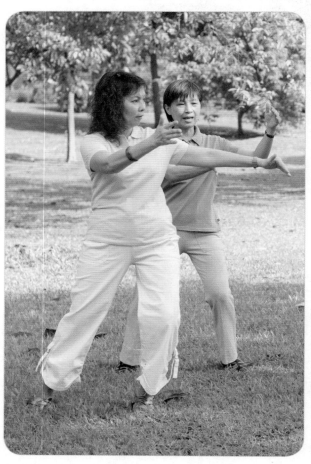

练太极拳要求气沉丹田，从而加强了肺主气的功能，增加了肺活量，有利于肺的肃降。通过吐故纳新，能进一步推动气血在全身的运行，使身体各部都得到营养与活力。

练拳时使肺的呼吸与皮毛的开合联系起来，与动作的开合虚实和起伏转换结合起来，练拳后皮肤温暖或微微出汗，有利于肺气的宣发和水道的通调，并能充卫固表，不易感冒，使皮肤润泽。

由于太极拳将意、气、形结合成一体，使人体的精神、气血、脏腑、筋骨均得到锻炼，达到阴平阳秘的平衡状态，所以能起到有病治病，无病健身的作用，保证人体健康长寿。

2. 益养肺脏的有氧运动

一天中养肺的最佳时间是 7 点至 9 点，这时肺脏功能最强，进行慢跑等有氧运动，能强健肺的功能。

散步

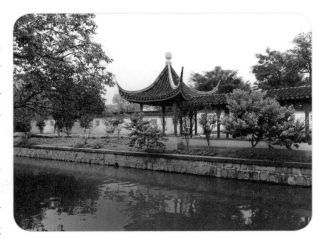

散步是最简便、安全的运动，体质较弱者可以从散步开始，每日步行 500 ~ 1500 米。开始时可用适合自己的速度走，以后逐渐加快速度，适应后再逐渐增加锻炼的时间和距离。每天锻炼半小时左右；也可隔天锻炼，每次锻炼 1 小时以上。

上下楼梯

对于居住在城市而又无活动场所的人可通过上、下楼梯进行锻炼，开始时可先上一层楼梯，然后根据体力和呼吸功能的情况逐渐增加强度，每日 1 ~ 3 次。

慢跑

慢跑能使全身得到锻炼，可防止肺组织的弹性衰退，速度自己掌握，强度以边跑边能与人说话、不觉难受、不喘粗气为宜。

吹气球

用嘴吹气球可以起到健肺的神奇效果。一连串的深呼吸运动，不仅增加肺活量和肺通气功能，久之还会使胸肌丰满；其次吹气球时采用腹式呼吸，利于刺激肠胃蠕动、改善腹部血液循环、消除腹部脂肪，同时可促进体内废物排出。

3. 养肺气，需常练下蹲功

运动是养肺气不可缺少的一环，以下几个简便实用的下蹲功值得学习。

借物蹲

将背部、腰骶部倚靠在墙上，或手握栏杆下蹲，练习 1 ~ 5 分钟。借物分担身体重量，使下蹲训练变得容易进行，适合于年长体弱者初期练习。

八卦蹲

两脚开立，与肩同宽，两脚平行，双膝弯曲小于 90 度，臀部保持直立，距离地面不超过 10 厘米，练习 1 ~ 5 分钟。

太极蹲

双脚并拢，屈膝至大腿与小腿紧贴在一起，练习 1 ~ 3 分钟。

踮蹲

两脚的前脚掌着地，脚跟离开地面，双膝弯曲，躯干下沉，大腿靠近小腿。练习踮蹲有一定的难度，练习时不要勉强，时间控制在 1 分钟以内。

练习踮蹲，要有意识地使用腹式呼吸法，即吸气时尽量收缩腹部，呼气时慢慢扩充腹部，这种呼吸方法能够最多地摄入氧气，有助于提高心肺功能。

4. 简单实用的呼吸健肺操

呼吸健肺操可促使气体交换，有效增加肺活量，也对支气管炎、肺炎、肺气肿、肺源性心脏病等肺部疾病的康复有较好的辅助作用，其具体步骤如下。

伸展胸廓

站立且双臂下垂，两脚分开同肩宽，吸气，双手经体侧缓慢向上方伸展，尽量扩展胸廓。同时抬头挺胸，呼气时还原。

转体压胸

站姿同上。吸气，上身缓慢向右后方转动，右臂随之侧平举并向右后方伸展。然后左手平放于左侧胸前并向右推动胸部，同时呼气。向左侧转动时，方向相反。

交叉抱胸

坐位，两脚自然踏地。深吸气然后缓缓呼气，同时双臂交叉抱于胸前，上身稍前倾，呼气时还原。

双手挤压胸

坐位。双手放于胸部。深吸气，然后缓缓呼气。同时双手挤压胸部，上身前倾，吸气时还原。

抱单膝挤压胸

坐位。深吸气，然后缓缓呼气，同时抬起一侧下肢，双手抱住小腿，并向胸部挤压，吸气时还原。两侧交替进行。

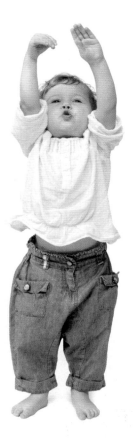

🌱 抱双膝压胸

站立,两脚并拢,深吸气,然后缓缓呼气,同时屈膝下蹲,双手抱膝,大腿尽量挤压腹部及胸廓,以协助排除肺上存留的气体,吸气时还原。

做呼吸健肺操时要注意以下几点。

（1）各步骤应依次做完,每步骤重复5～8次;年老体弱者可选其中的两至三个步骤做,每步重复10～15次。每天做2～3遍。

（2）做操时以腹式呼吸为主,要求吸气深长,尽量多吸;呼气缓慢,尽量呼尽。

（3）做完每一个动作,应保持姿势数秒,再做下一个动作。

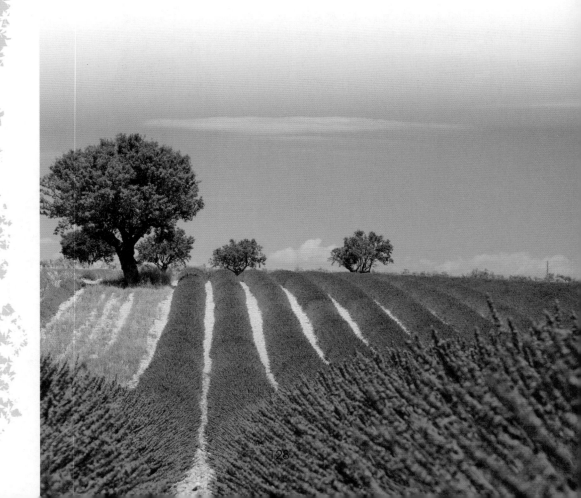

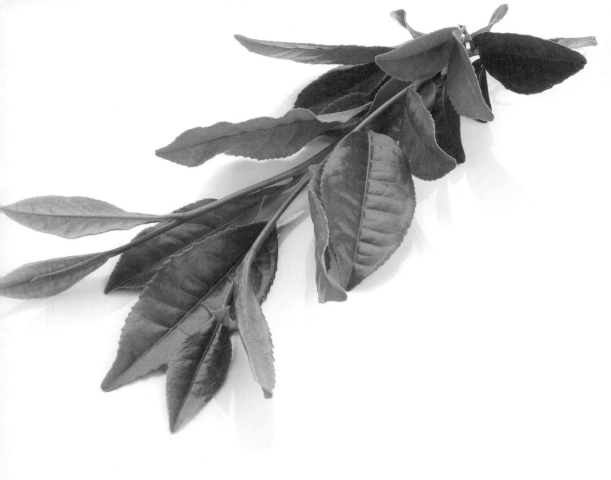

第四章

按摩经络穴位，

养肺润肺很简单

　　养生离不开对身体经络穴位的按摩。按摩某些特定经络穴位不仅让人全身得以放松，使人心情舒畅，还有延年益寿的作用。按摩哪些穴位可以起到养肺润肺的功效呢？我们将在本章中详细介绍。

💚 1. 养肺宜在秋，四大要穴保肺安

肺气与秋季相通，肺气在秋季最旺盛，因此养肺宜在秋季。鱼际穴、曲池穴、迎香穴、合谷穴是秋季保肺的四大要穴。

秋季天高气爽，空气干燥，女性朋友的阴津常亏，再加上秋天气候多变、日夜温差比较大，一旦起居不慎或体质虚弱，最容易导致燥邪乘虚侵入而发病。

中医学里将秋燥分为温燥和凉燥两种，初秋多发生温燥，深秋多见凉燥，因此在选择养生穴时是有区别的。

🌱 初秋温燥宜选择鱼际穴、曲池穴、迎香穴

初秋主要以温燥为主，主要表现为发热微恶寒，头痛，干咳痰黏稠，咳痰困难，鼻咽干燥，咽喉疼痛，口渴喜欢喝冷饮，咳嗽时胸闷或痰中带血，舌红苔白，津少质红，脉浮数。这时我们可以选择鱼际穴、曲池穴、迎香穴来按摩，以滋养肺气。

每天定时按揉两侧的鱼际穴3分钟。

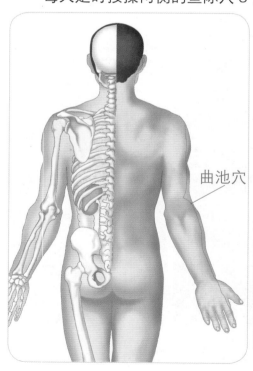
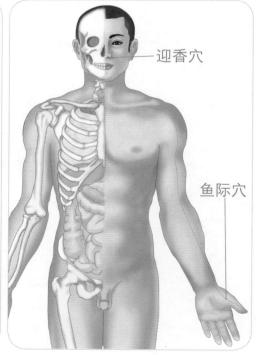

曲池穴

迎香穴

鱼际穴

曲池穴是手阳明大肠经的合穴。屈肘成直角，肘横纹外端凹陷处便是此穴。这个穴是一切外感病均可应用的穴位，具有很好的清热泻火功效。我们可以在每天阳气最盛的 13 点 ~ 15 点按揉两侧曲池穴 2 分钟。需要注意的是，按此穴容易造成流产，因此孕妇应禁用。

迎香穴在鼻翼外缘中点旁，当鼻唇沟中。按摩迎香穴不仅可以防止鼻炎的复发，预防伤风感冒，还可以为鼻子美容。按摩时，用双手食指指尖搓揉动鼻孔两侧的迎香穴，共搓揉 200 下。搓揉的手法不可过于轻柔，以能忍受为宜。

深秋凉燥宜选择鱼际穴、迎香穴、合谷穴

深秋主要以凉燥为主，主要表现为发热恶寒，四肢酸痛，口、咽、鼻比较干燥，鼻塞流涕，喉咙发痒，干咳少痰或咳痰难出，胸闷不畅，舌苔白，少津，脉浮滑。这时我们可以坚持每天按揉鱼际穴、迎香穴、合谷穴，以还肺一片清凉。

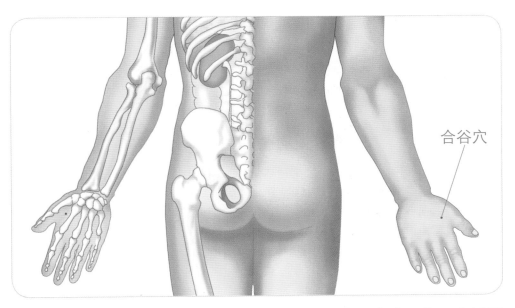

合谷穴

我们可以在每天的早上按揉两侧迎香穴，直至鼻内湿润，全天不定时按揉两侧合谷穴和鱼际穴，每次每穴按摩 3 分钟。

大病不缠身，先护心脑肺 ◎ 润肺篇

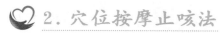

2. 穴位按摩止咳法

按摩身体的某些穴位，能够有效缓解咳嗽。

头部穴位

穴位：迎香穴、百会穴、百劳穴。
手法：各按摩迎香穴、百会穴、百劳穴 20 ~ 30 次。

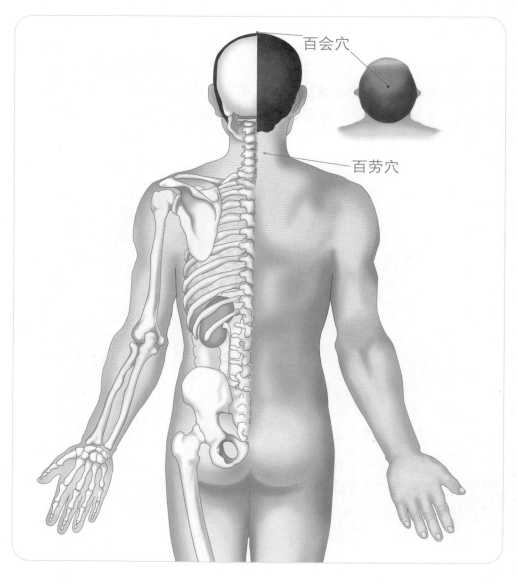

百会穴

百劳穴

迎香穴位于人的鼻翼两侧外缘与脸颊的相接点；百会穴位于人体头顶正中线与两耳尖连线的交点；百劳穴在项部，当大椎穴直上2寸，后正中线旁开1寸。

手部按摩

穴位：合谷穴、太渊穴、鱼际穴、少商穴。

手法：点揉合谷穴、太渊穴、鱼际穴、少商穴各20～30次。

合谷穴位于手背，第1、2掌骨间，当第2掌骨桡侧的中点处；太渊穴位于手腕部位，当掌后第1横纹上，桡动脉桡侧凹陷处；鱼际穴位于第1掌骨中点桡侧，赤白肉际处；少商穴位于手指，拇指末端桡侧，距指甲根角0.1寸。

足部穴位

穴位：涌泉穴、解溪穴、然谷穴、太溪穴。

手法：点按以上穴位20～30次，力度适中。

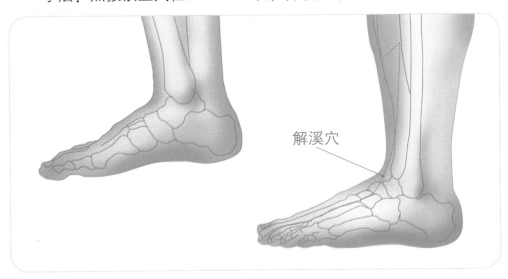

解溪穴

涌泉穴位于足底第2、3跖趾缝纹头端与足跟连线的前1/3处；解溪穴位于足背与小腿交界处的横纹中，长伸肌腱与趾长伸肌腱之间凹陷处；然谷穴位于人体的足内侧缘，足舟骨粗隆下方，赤白肉际；太溪穴位于足内侧，内踝后方与脚跟骨筋腱之间的凹陷处。

3. 按摩鼻子，可以润肺

鼻子是人体与外界气体交换的通道，与肺直接相连，因而鼻子被称为肺之窍。《黄帝内经》指出，"肺气通于鼻，肺和则鼻能知香臭矣。"肺气调和，鼻子就能辨别气味。

鼻子的疾患常与肺有密切的联系，经常按摩鼻子两侧，可以使鼻腔血流通畅，温度升高，从而使可吸入的空气变温，使肺部减少受冷空气的刺激。因此，坚持按揉鼻子，能增强局部气血流通，起到润肺的作用。

《内功图说》有一种健鼻功，具体做法如下：

（1）摒弃杂念，双目注视鼻端，用两手拇指指腹按揉鼻头 36 次，力度以感觉热、麻为度。

（2）双手拇指弯曲，用指节背部从迎香穴至鼻根，来回推擦，力度均匀，往复 100 次。

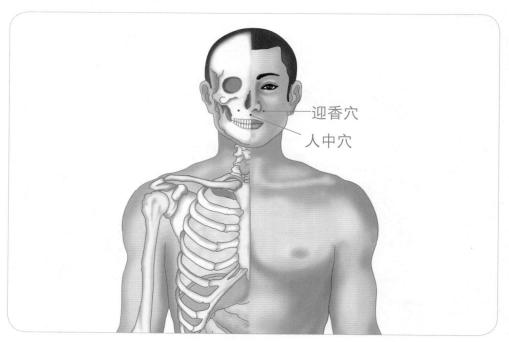

迎香穴

人中穴

（3）用一指尖轻按人中穴，以顺时针方向按揉 20～30 次，再逆时针方向按揉 20～30 次，然后用指腹点按人中穴 10 次。

中医认为，肺主皮毛，皮肤的好坏与肺脏的状况密切相关。肺功能正常时，皮肤水润有光泽，肺部缺水，皮肤则干燥。

化解皮肤干燥问题，要从源头来解决，即保养好肺部健康。中医认为，人体有三大补水穴位，经常按摩这三个穴位，能有效缓解皮肤干燥症状。

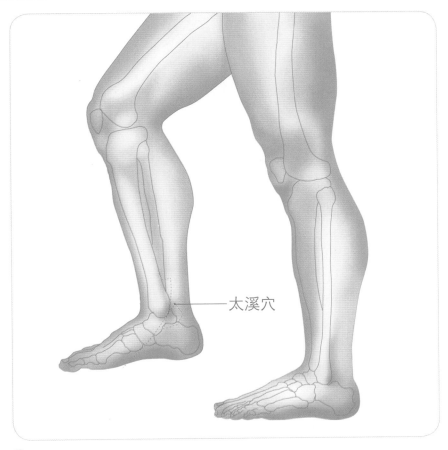

太溪穴

🌱 **太溪穴**

太溪穴位于足内侧，内踝后方与脚跟骨筋腱之间的凹陷处。可每天按摩2次，每次10分钟。天气干燥时，按揉的时间稍长一些。按摩此穴位具有滋补肾阴的功效。

135

大病不缠身，先护心脑肺 ◎ 润肺篇

三阴交穴

三阴交穴是肝、脾、肾三经交会穴，位于小腿内侧，内踝尖直上3寸，胫骨内侧缘后方凹陷处，正坐屈膝呈直角取穴。每天按摩2次，每次5～6分钟。孕妇忌按。

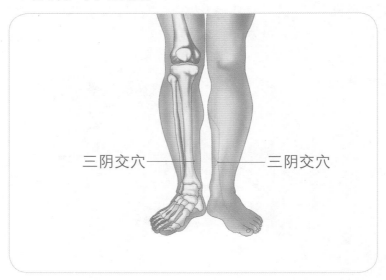

三阴交穴————————三阴交穴

照海穴

照海穴位于足内侧，内踝尖下方凹陷处。按摩此穴具有滋补肾阴的功效。每次按摩10分钟，每日2次。

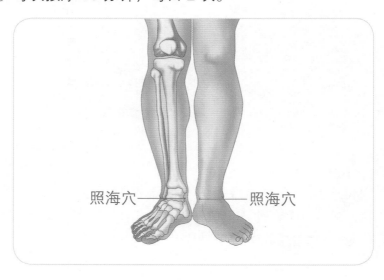

照海穴————————照海穴

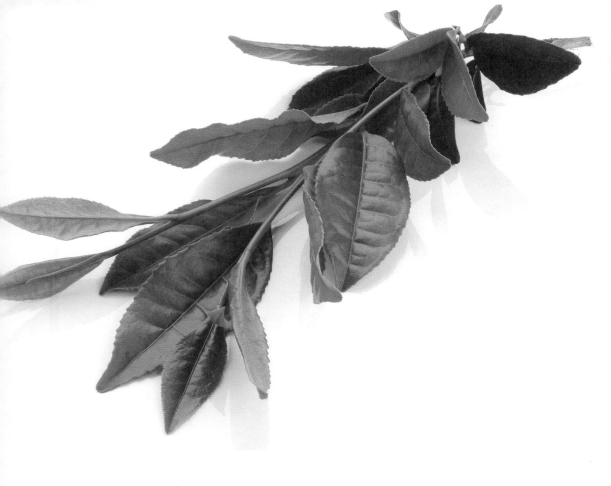

第五章

生活中的保肺学问，

让你终身受益

肺是人体重要的呼吸器官，其功能是进行身体内外气体的交换。通过肺的呼吸作用，我们可以吸入自然界清新的空气，呼出身体内的浊气，吐故纳新，实现身体内外气体的交换，维持人体正常的新陈代谢。那么，在日常生活中，在养肺、护肺方面我们应该注意哪些细节呢？我们在本章将详细介绍。

♡ 1. 积极主动补水，可以润肺

长期处于干燥的环境中，容易造成肺黏膜和呼吸道的损伤。这与中医所说的燥邪容易伤肺是一个道理。所以，及时补充水分对保养肺脏非常重要。

🌱 主动喝水

补水最直接的方法是主动喝水。专家告诉我们，成人每天应喝2000～3000毫升水（约8杯），才能达到良好的润肺效果。现实的情况是，大多数人由于种种原因都无法完成这一指标。鉴于此，给大家推荐一个喝水时间表（以上班族为例），按照这个时间表喝水，并且养成习惯，就能轻松达到饮水指标了。

饮水时间	注意事项
6:30	经过一夜的睡眠，身体已经处于缺水状态，起床后先喝250毫升水，不仅能给肺脏补充充足的水分，还可以帮助肾脏及肝脏解毒。
8:30	清晨起床到办公室的过程中，身体会缺水，所以，到了办公室后，先喝一杯至少250毫升的水。
11:00	工作一段时间后，再喝第三杯水，以补充流失的水分，让紧张的工作状态得以放松。
12:50	用完午餐半小时后，再喝一些水，能够增强消化功能。
15:00	此时，喝一杯水，可以提神醒脑。
17:30	下班前，再喝一杯水，缓解一下全天的紧张状态，使肺的呼吸保持均匀。
22:00	睡前喝一杯水，不过不要喝太多，以免增加夜间上厕所的次数而影响睡眠。

🌱 洗浴

洗浴也能给肺脏补水。中医认为，皮毛为肺的屏障，燥气最易伤皮肤。洗浴可以增强体内血液循环，从而起到一定的润肤益肺的作用。一般洗浴前 30 分钟先喝一杯温开水，洗浴时不要过度揉搓皮肤，最好使用中性香皂，洗浴时间为 10 ～ 30 分钟。如果有条件，可以在水中加入一些豆浆或米汤，润肤效果更好。

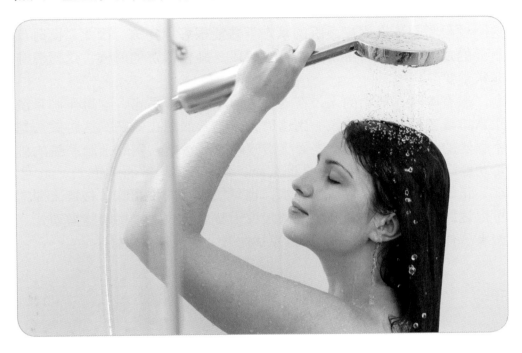

🌱 水蒸法

水蒸法能润肺。中医认为，肺开窍于鼻，所以通过鼻腔吸入水蒸气，可使呼吸道保持湿润。方法是将热水倒入杯中，用鼻吸气 10 分钟，早晚各 1 次。

2. 肺经当令，寅时要深睡

中医认为，肺朝百脉，全身的气血首先汇集于肺，然后由肺调配输布于全身。养生讲求人体气机要顺应自然。经脉始于肺经，人体的气机也是从肺经开始的。

寅时肺经当令，寅时就是凌晨 3 ~ 5 点，十二经脉的气血循行流注至肺经。这个时间是气血从静变为动的开始，也是肺经排毒的时间。这个过程需要人在深度睡眠的状态下才能很好地完成。因此，此时最重要的是深度睡眠。正常人在这一时段是睡得最沉的时候，这对养肺非常重要。

患有哮喘、气喘的人，在这个时段咳嗽的最厉害，这属于肺系统正常排毒的反应。有的人一到这时，就赶紧服用止咳药，这种做法是不科学的。因为服药后，表面上看咳嗽有所缓解，实际上肺系统的排毒功能已经被药物所抑制，久而久之，会导致更严重的病症。

正确的做法是：喝点温开水，也可以按揉穴位止咳。按揉太渊穴可以达到很好的止咳功效。太渊穴位于掌后横纹上，桡动脉搏动处。如果总有吸不上气的感觉，可以点揉此穴，补气效果较好。

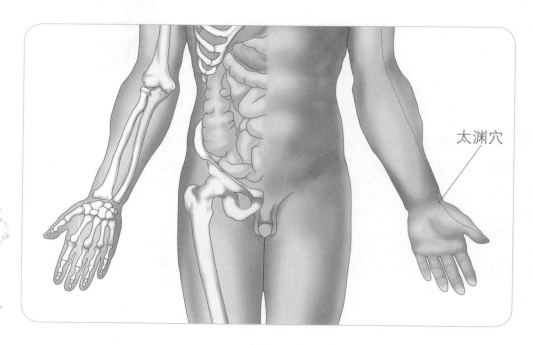

太渊穴

3.豁达的心胸，可以益养肺脏

中医认为，情志的变化分别由五脏所主，情志活动是以五脏精气为基础的，不同情志变化必将影响与其相应的脏腑。《黄帝内经·灵枢》中指出："忧愁者，气闭塞而不行。"一个人情绪低落，精神不振，必然导致肺气不利而发生病变，过度忧伤会导致肺气闭塞，出现胸膈满闷、长吁短叹等症状，影响肺气的宣发。而喜能抑制忧，所以，经常保持平和的心态，放开心胸，方能益养肺脏。

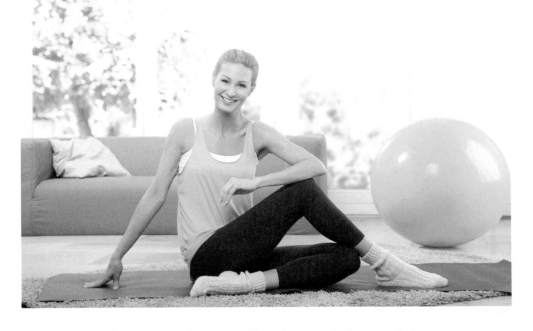

怎样保持豁达的心态呢？不妨从以下几个方面下功夫。

扩大社交范围

多参加一些集体活动，从自我空间中走出来，当有人愿意倾听你的心声，理解你的心情时，你就会变得快乐起来。

进行自我调理

有人说，当你无法改变现实时，理智的办法是改变自己对现实的态度。当遇到不顺心的事情时，要学会及时调整自己对现实的期待和态度。这样，你才能与烦闷无缘。

转移思路

转移一下注意力，改变一下心理状态，郁闷的心情就会在不知不觉间烟消云散。

学会创造快乐

有的人生活总是三点一线，有的人却把业余生活安排得多姿多彩。所以，做人要学会创造快乐。

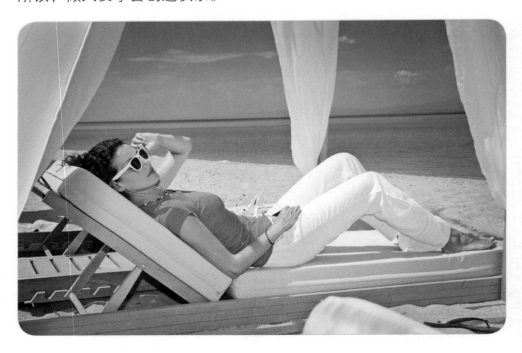

4. 最便宜的养肺方法——笑口常开

养肺的方法有很多，笑可能是最便宜且有效的一种。人们常说，"笑一笑，十年少"。其实笑也是一种宣肺运动。它能使胸肌伸展，胸廓扩张，肺活量增大。中医认为，笑能调节人体气机的升降，可以消除疲劳，驱除抑郁，解除烦闷，恢复体力。可以说，笑口常开不仅是治疗百病的"良药"，也是促进体内器官年轻的"灵丹"，对肺尤其有益。

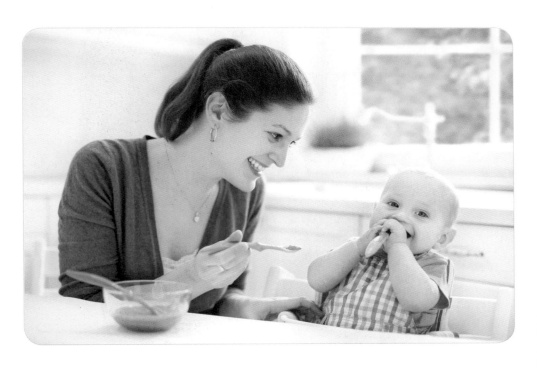

🌱 开怀大笑

漫步于林间小路，可以尽情放声大笑，以升发肺气，解除烦闷，使肺吸入足量的自然空气，呼出废气，加快体内血液循环，从而使气血得以调和。

🌱 舒心微笑

发自肺腑的微笑，可使肺气布散全身，四肢肌肉群得到充分放松。

大病不缠身，先护心脑肺 ◎ 润肺篇

由于肺气的下输，使肝气平和，从而保持了人的情绪稳定、精神愉悦。

娱乐欢笑

如果经常看些喜剧、听听相声或欣赏漫画，通过娱乐让自己笑口常开，可起到强化肺部呼吸的功能，使肺气旺盛，充满活力。

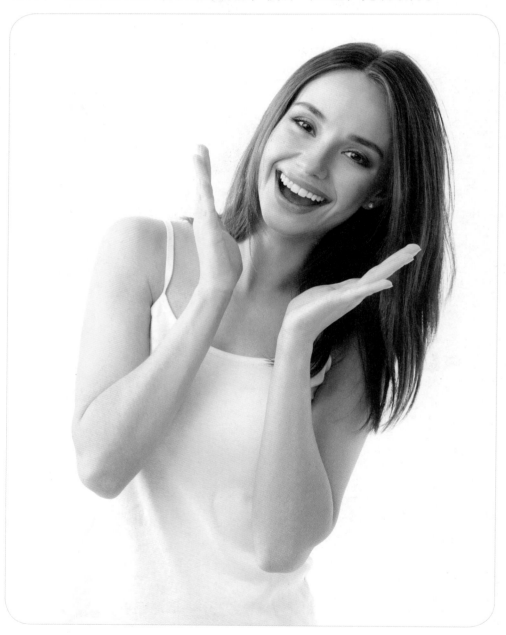

当回忆快乐的往事时，会产生一种无声的笑，此时，也可使肺气下降与肾气相通，从而防止肺气漂浮不定。

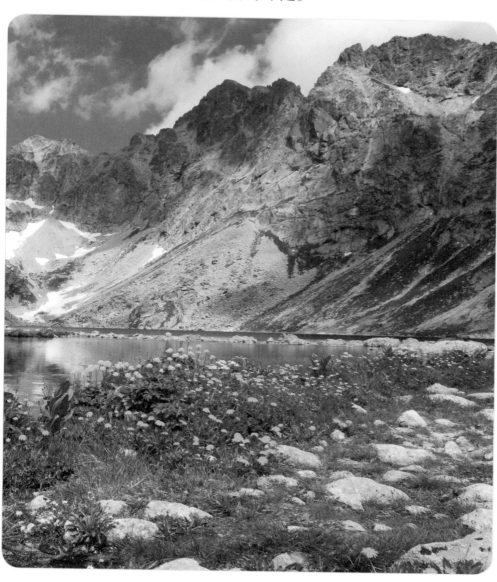

生活中每个人都要学会笑对人生，尤其是操劳了大半辈子的老年人，更应该为自己身体着想。

大病不缠身，先护心脑肺 ◎ 润肺篇

5. 推荐四个给肺脏排毒的小妙招

肺脏是最易积存毒素的器官之一，它每时每刻都在呼吸，空气中的细菌、病毒、粉尘等有害物质随之进入肺脏，这时，有毒物质会潜入血液循环而"株连全身"。以下四个小妙招可以有效帮助肺脏排毒。

主动咳嗽

一说起咳嗽，许多人都将其视为疾病，实际上，这种认识是不合理的。咳嗽是呼吸道黏膜受刺激后，引发的一种防御性生理反射。它能及时清除气管和支气管中的痰液，保持呼吸道通畅。因此，咳嗽也可以说是人在患上呼吸系统疾病后的一种保护性反应。

对于患有支气管扩张、肺炎、肺脓肿等症的患者来说，主动咳嗽（即

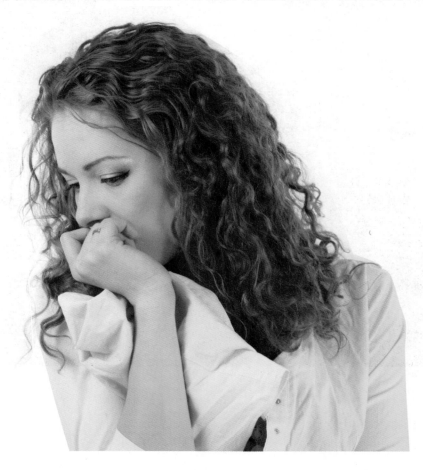

无病也咳嗽）在关键时刻甚至能救命。

当然，也不是只有得了病的人才主动咳嗽。近年来，大气污染严重，空气中有害物质越来越多，人们吸入粉尘及废气中毒性物质的概率越来越高，如果这些有害物质在肺部积存下来，就很可能会引起支气管炎等疾病。为减少大气污染、不良生活习惯和疾病给肺脏带来的伤害，不妨主动咳嗽两声，来保护我们的肺。

一个最简便可行的方法就是，每天早晨起床后或晚上临睡前，选择一处空气清新的地方做深呼吸运动，吸气时将双臂缓缓抬起，然后主动咳嗽，同时，迅速垂下双臂，使气流从口、鼻中喷出，咳出痰液。如此反复做 10 次左右。为使咳嗽更有效，可以先喝一杯温开水，达到稀释痰液的作用。这样，不仅能将有害气体和污物排出体外，起到及时清扫、保护肺脏的作用，还能增加胸廓内部的压力，进而增强肺活量，提升肺的免疫力。

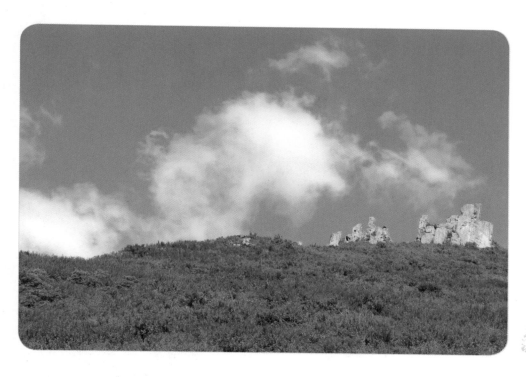

需要注意的是，患有肺气肿、哮喘、胸部骨折等病证的人，或身体过于虚弱的老年人，最好不要尝试此运动。

多做深呼吸

　　每次呼吸时，肺内都有残余的废气没法排出，这些废气相对于那些新鲜的空气来说，是一种毒素。所以，最好选择空气清新的地方，用鼻子做深呼吸运动，直到整个肺部充满气体，让气体在肺部停顿 4 秒钟，再徐徐将之呼出。这样做，只需几个深呼吸，就能减少体内肺气的残留。

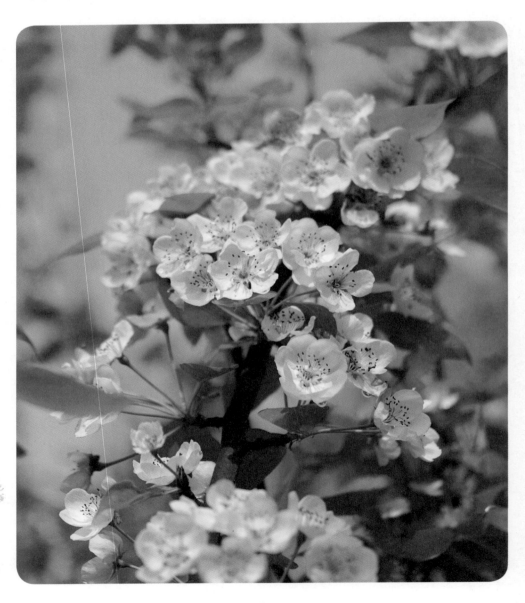

初学者宜取半卧位，两膝半屈（或在膝下垫一个枕头）使腹肌放松，两手分别放在前胸和上腹部。用鼻子缓缓吸气时，腹部的手有向上抬起的感觉，而胸部的手不动；呼气的时候，腹部的手有下降感。

每天练习 1 次，每次做 5 ~ 10 分钟，逐渐养成平稳、缓慢的腹式呼吸习惯。需要注意的是，呼吸要深长而缓慢，尽量用鼻不用口。

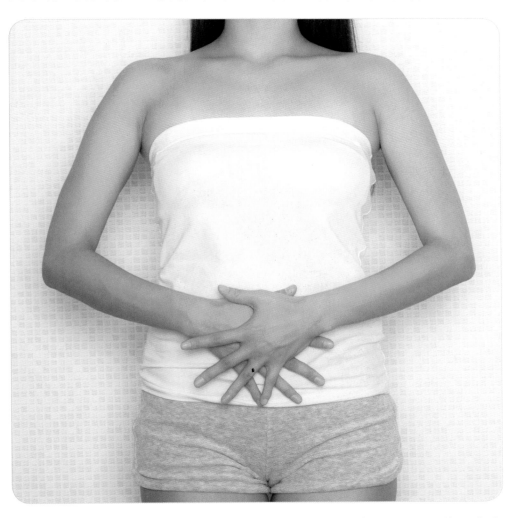

腹式呼吸有助于增加肺通气量，降低呼吸频率，还可以增强咯痰能力，缓解呼吸困难等症状。

大病不缠身，先护心脑肺 ◎ 润肺篇

肺管理皮肤，如果痛痛快快出一身汗，汗液就能将体内的毒素带走，会使我们的肺变得清爽起来。除了运动可以发汗外，热水浴也能发汗。

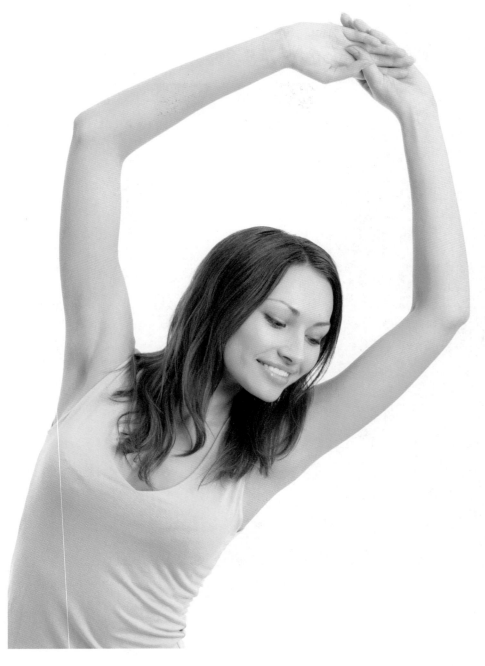

6.雾霾天保护肺脏有学问

虽然肺脏能将一些污染物排出去，但如果长时间处于空气污染的环境中，即使再坚强的肺也会受不了。尤其遇上雾霾天，空气中的污染物会对人体的呼吸系统产生负面影响，容易引起气道的炎症反应。本身患有呼吸系统疾病的人，长期处在雾霾环境中，容易导致慢性肺炎或哮喘的加重，对肺部造成不良影响。另外，雾霾也会引发心血管系统和内分泌系统的疾病，对人体造成严重影响。雾霾对人的健康威胁如此严重，那么，在雾霾天如何保护自己的肺脏不受伤害呢？

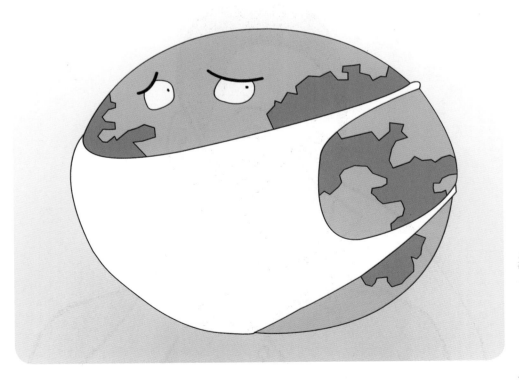

大病不缠身，先护心脑肺 ◎ 润肺篇

口罩不是万能的

　　从理论上说，戴口罩可以抵御雾霾，但据专家分析，目前没有任何措施可以完全抵御雾霾给人体带来的不良影响，戴口罩只起到一定的保护作用。选择口罩时，最好选用封闭性良好的口罩，但此类口罩材质较厚，长时间佩戴容易使人感到憋闷，呼吸不畅。因此，雾霾天应尽量待在室内。

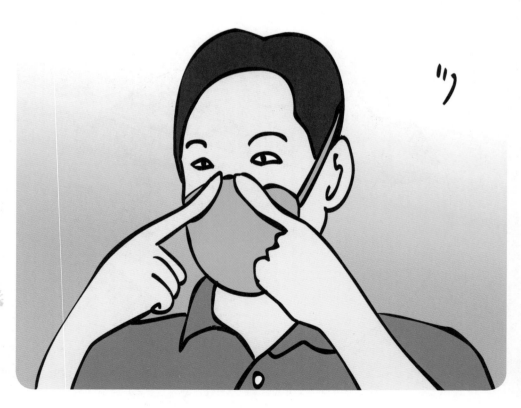

在雾霾天气下，易感人群、患心脑血管系统疾病和呼吸系统疾病的人，不宜进行运动。因为雾霾天气容易使呼吸系统的防御功能和肺功能下降，如果参加运动不仅达不到强身健体的目的，还会起到反作用。平时有锻炼习惯的人应该停止户外跑步、散步等活动，更不要做高强度的运动。因为做剧烈运动时，身体吸入的有害气体会比平时多。雾霾天在室内运动会相对好些，建议大家选择如太极拳、瑜伽等室内运动项目。

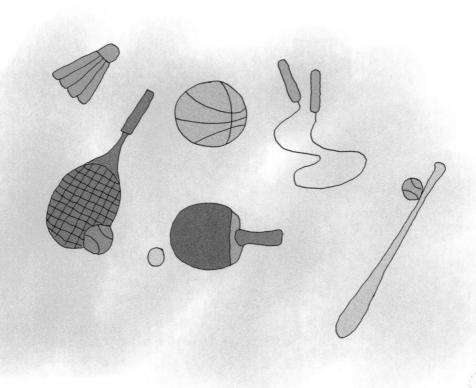

大病不缠身，先护心脑肺 ◎ 润肺篇

开窗透气有讲究

在雾霾天不要长时间开窗，建议避开早晚雾霾的高峰时段开窗。在午间阳光充足、污染物减少的时段，将窗户打开半小时。

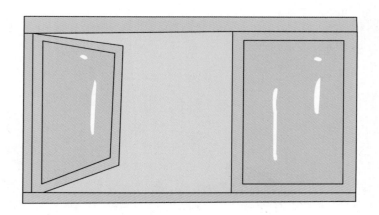

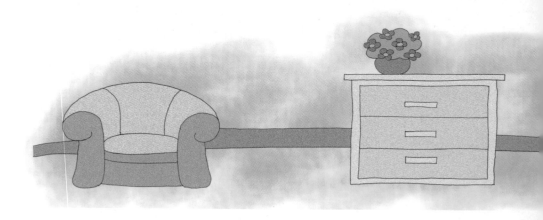

图书在版编目 （CIP） 数据

　　大病不缠身，先护心脑肺 / 李春深，赵志永编著 . —太原：
山西科学技术出版社，2018.3（2018.11 重印）
　　ISBN 978-7-5377-5730-0

　　Ⅰ．①大… 　Ⅱ．①李… ②赵… 　Ⅲ．①心脏血管疾病
—诊疗 ②脑血管疾病—诊疗 ③肺疾病—诊疗 　Ⅳ．① R54
② R743 ③ R563

　　中国版本图书馆 CIP 数据核字（2018）第 031924 号

大病不缠身，先护心脑肺

出　版　人：赵建伟
编　　　著：李春深　赵志永
策　　　划：薛文毅
责 任 编 辑：王　蓉　宋　伟

出 版 发 行：山西出版传媒集团·山西科学技术出版社
　　　　　　　地址：太原市建设南路 21 号　邮编：030012
编辑部电话：0351-4956033
发 行 电 话：0351-4922121
经　　　销：各地新华书店
印　　　刷：山西臣功印刷包装有限公司
网　　　址：www.sxkxjscbs.com
微　　　信：sxkjcbs

开　　　本：720mm×1010mm 　1 / 16 　　　印张：10.25
字　　　数：147 千字
版　　　次：2018 年 3 月第 1 版　　2018 年 11 月第 2 次印刷

书　　　号：ISBN 978-7-5377-5730-0
定　　　价：36.00 元

本社常年法律顾问：王葆柯
如发现印、装质量问题，影响阅读，请与发行部联系调换。